画像診断に絶対強くなるツボをおさえる！

診断力に差がつくとっておきの知識を集めました

扇　和之・東條慎次郎／著
（日本赤十字社医療センター放射線科）

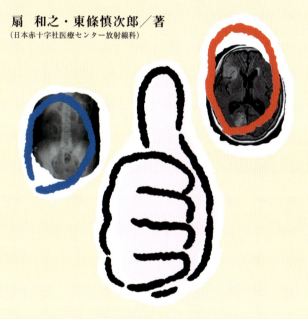

羊土社
YODOSHA

謹告

　本書に記載されている診断法・治療法に関しては，発行時点における最新の情報に基づき，正確を期するよう，著者ならびに出版社はそれぞれ最善の努力を払っております．しかし，医学，医療の進歩により，記載された内容が正確かつ完全ではなくなる場合もございます．

　したがって，実際の診断法・治療法で，熟知していない，あるいは汎用されていない新薬をはじめとする医薬品の使用，検査の実施および判読にあたっては，まず医薬品添付文書や機器および試薬の説明書で確認され，また診療技術に関しては十分考慮されたうえで，常に細心の注意を払われるようお願いいたします．

　本書記載の診断法・治療法・医薬品・検査法・疾患への適応などが，その後の医学研究ならびに医療の進歩により本書発行後に変更された場合，その診断法・治療法・医薬品・検査法・疾患への適応などによる不測の事故に対して，著者ならびに出版社はその責を負いかねますのでご了承ください．

序

　本書は同じく羊土社からすでに発刊されている「画像診断に絶対強くなるワンポイントレッスン」,「MRIに絶対強くなる撮像法の基本のキホンQ＆A」,「画像診断に絶対強くなるワンポイントレッスン2」に次ぐシリーズ第4弾の書籍として発刊されたものである．既刊の3冊のなかでは研修医，若手放射線科医，指導医らの会話形式スタイルのものもあったが，一方で読者諸氏のなかから「長々と会話で進めるのでなく，もっとポイントだけをスパッとわかりやすく解説してほしい」といった声も聞かれた．今回はそのようなご要望にお答えすべく，ポイントだけを"ツボ"という形で「スパッとわかりやすく」記載させていただいた．実際の内容としては，私がこれまで30数年間の画像診断医生活で培ってきたさまざまな知識やノウハウを，ツボという形で纏めることとした．そのような経緯から内容が多岐にわたる広い範囲をカバーした書籍になったことをお許しいただきたい．また上記の既刊3冊のなかで取り扱った内容も，非常に重要と思われる部分は再度本書でもとり上げた．

　特にPart3の骨関節領域に関しては，この領域の専門家である東條慎次郎先生にもご協力いただき，今回は正常変異にfocusして執筆させていただいた．正常変異に関しては，画像診断医や整形外科医のみが知っておけばよいというものではなく，例えば消化器の診療で腹部単純X線写真を読影するとき，あるいは呼吸器や循環器の診療で胸部X線写真を読影するときに，たまたま骨盤骨や胸郭の正常変異に遭遇することがある．そのようなときに，「骨折が疑われるので精査をしましょう」などと説明してしまったら，たとえどんな名医であったとしても患者さんとの信頼関係を損なうことになりかねない．すべての臨床医が「転ばぬ先の杖」として知っておく必要があるのだ．その正常変異の画像に関しては，著者らの施設のみですべての掲載画像を準備することは困難なため，今回はイラストという形で統一させていただいた．実際の症例画像は例えば「ischiopubic synchondrosis」のように正常変異の英語名をインターネットなどで画像検索していただくと，世界中からwebに掲載

された画像をいくらでも閲覧できるので，本書のイラストを参考にしながら各自でご覧いただければ幸いです．

　最後に本書の企画段階から発刊まで誠心誠意取り組んでいただいた羊土社編集部の保坂早苗氏，中田志保子氏はじめ編集部スタッフの方々に厚く御礼申し上げます．

2018年3月吉日

著者を代表して
扇　和之

執筆者一覧

● 執　筆

扇　和之 (OHGI Kazuyuki)
日本赤十字社医療センター放射線科 部長

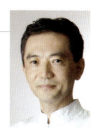

1984年長崎大学医学部を卒業．2008年より日本赤十字社医療センター放射線診断科部長．画像診断に関する著書多数あり．毎日，研修医の先生方と一緒に楽しい時間を過ごしています．本書が明日からの画像診断に少しでもお役に立てれば幸いです．

東條　慎次郎 (TOJO Shinjiro)
日本赤十字社医療センター放射線科

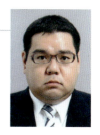

2003年東京慈恵会医科大学医学部医学科卒業．同大学附属病院にて研修後，2014年東京慈恵会医科大学大学院博士課程修了．同大学放射線医学講座助教，富士市立中央病院，独立行政法人労働者健康安全機構東京労災病院での勤務を経て，2016年10月より日本赤十字社医療センター放射線科で勤務．整形外科領域の画像診断を得意としています．

● 執筆協力

佃　俊二	日本赤十字社医療センター放射線科
佐藤英尊	日本赤十字社医療センター放射線科
横手宏之	日本赤十字社医療センター放射線科
山下晶祥	日本赤十字社医療センター放射線科
原田明典	日本赤十字社医療センター放射線科
渡邊貴史	日本赤十字社医療センター放射線科
山田大輔	日本赤十字社医療センター放射線科
木村浩一朗	日本赤十字社医療センター放射線科
堀田昌利	日本赤十字社医療センター放射線科 (現　国立国際医療研究センター放射線核医学科)

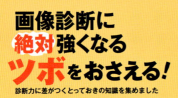
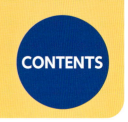

序	扇 和之	3
執筆者一覧		5

Part 1　頭頸部領域　　　　　　　　　　　　　　　　　扇 和之

- **01** 脳の vascular territory と脳葉の画像解剖 ……………… 10
- **02** 中心溝を同定するツボ ……………………………………… 18
- **03** くも膜下出血と見誤るな！ ～pseudo-SAH～ ………… 21
- **04** cortical SAH（convexal SAH）のツボ ………………… 24
- **05** 大脳辺縁系のツボ …………………………………………… 27

Part 2　胸腹部領域　　　　　　　　　　　　　　　　　扇 和之

- **06** 胸腺のサイズを評価する
  ～「5の倍数の法則」を使う！～ ………………………… 34
- **07** 乳腺の画像解剖と診断のツボ ……………………………… 37
- **08** 肺門陰影が異常かどうかは「顔つき」で判断する ……… 42
- **09** 腹部X線写真読影のツボ
  ～Rigler's sign に学ぶ～ …………………………………… 48

CONTENTS

- **10** 外傷パンスキャンCT読影のツボ ……… 53
- **11** 限局性脂肪肝と肝転移の鑑別はin phase画像とopposed phase（out of phase）画像で解決！ ……… 58
- **12** こんなイレウスには要注意
  〜食餌性イレウスや化学反応による管腔閉塞〜 ……… 62
- **13** 「nonsurgical pneumoperitoneum」に注意！
  〜開腹手術は必要ない腹腔内free air〜 ……… 66
- **14** 脾臓の機能は「FISH（お魚）」で覚え，そこから病態を想起する！ ……… 69
- **15** peribiliary cyst
  〜胆管拡張と間違えるな！〜 ……… 72
- **16** 肝区域のCouinaud分類をマスターする ……… 76
- **17** 卵巣腫瘍（骨盤腫瘍）の鑑別① ステンドグラス腫瘍 ……… 80
- **18** 卵巣腫瘍（骨盤腫瘍）の鑑別② 単房性嚢胞性腫瘍 ……… 85
- **19** 卵巣腫瘍（骨盤腫瘍）の鑑別③ T1強調高信号の嚢胞性腫瘍 ……… 89
- **20** 卵巣腫瘍（骨盤腫瘍）の鑑別④ 充実性腫瘍 ……… 93
- **21** PMD（placental mesenchymal dysplasia）
  〜胞状奇胎と間違えてはいけない！〜 ……… 99

Part 3　骨関節領域
扇　和之，東條慎次郎

- **22** 長管骨の解剖（epiphysis, metaphysis, diaphysis）は接頭語と成長帯で理解する ……… 104

CONTENTS

23 骨の正常変異①骨盤骨 ……… 107
ischiopubic synchondrosis／os acetabuli／preauricular sulcus／double contour of superior pubic rami

24 骨の正常変異②大腿〜下腿 ……… 115
irregular tibial tuberosity／distal femoral cortical irregularity／knee epiphyseal irregularity／focal periphyseal edema／herniation pit／fabella／partite patella

25 骨の正常変異③足関節〜足部 ……… 123
irregularity of calcaneal tuberosity／calcaneal lucency／talar beak／足関節，足部のaccessory bone

26 骨の正常変異④上腕骨〜手関節，手部 ……… 129
deltoid tuberosity／pseudocyst of humerus／手関節，手部のaccessory boneやsesamoid bone

27 骨の正常変異⑤胸郭・鎖骨・肩甲骨 ……… 134
rhomboid fossa／肋骨のfusion, bridging, articulation／bifid rib／intrathoracic rib／cervical rib／os acromiale／episternal ossicle／episternal notch／sternal foramen／bifid xiphoid process

28 骨の正常変異⑥脊椎 ……… 142
posterior neural arch defect／butterfly vertebra／hemivertebra／limbus vertebra／block vertebra

付録　本書で解説する骨の正常変異 ……… 146

文献一覧 ……… 148

索引 ……… 153

Part 1 頭頸部領域

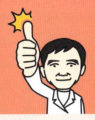

- **01** 脳の vascular territory と脳葉の画像解剖
- **02** 中心溝を同定するツボ
- **03** くも膜下出血と見誤るな！〜 pseudo-SAH 〜
- **04** cortical SAH（convexal SAH）のツボ
- **05** 大脳辺縁系のツボ

Part1 頭頸部領域

Number 01 脳のvascular territoryと脳葉の画像解剖

本項では頭部のCT，MRI診断などにおいて重要な脳のvascular territory（血管支配域）と脳葉の画像解剖についてのツボを，シェーマを交えつつ概説する．

ツボ！

脳のvascular territoryと脳葉の画像解剖

- 脳のvascular territoryは，まず**主要な脳動脈がそれぞれどう走行しているか**をイメージし（図1），**それらの主要脳動脈分枝が行き着いた先がそれぞれの脳のvascular territory**ということで理解するとよい（図2）．
- 脳葉の画像解剖では，「**中心溝で前頭葉と頭頂葉が境される**」ということが一番のポイントになる（中心溝の同定については次項❷「中心溝を同定するツボ」にて解説）．横断像（軸位断像）が正しい基準線である**OM line**や**AC-PC line**（本文で詳述）で撮像された場合，頭頂寄りのスライスでは「**前半分が前頭葉，後ろ半分が頭頂葉**」という分布となる（図3, 4）．

■ vascular territoryの解剖

まずは実際の症例をご覧いただきたい．症例1は70歳代女性で，乳癌および膵癌の既往があり，肝転移にて経過観察中に意識障害をきたしたため，精査目的で頭部MRI検査が施行された．FLAIR画像（p16図5）では，右側の前頭葉と後頭葉の2カ所に高信号域が認められる（→）．肝転移を有する担癌患者さんであり，まずは「脳転移とそれに伴う浮腫だろうか？」と想起される．ところがほぼ同じレベルの拡散強調画像（p16図6）ではどうであろうか？ 右前頭葉の病巣が，拡散強調画像で高信号を示しているだけでなく，⇨のvascular territory境界部でピッタリと高信号域の広がりが止まっており，画像診断の専門医がみれば（いや画像診断の専門医でなくとも）急性期脳梗塞であることは明らかである．ちなみにこの高信号域は内側も穿通枝領域との境界でピッタリと止まっている．

さらに別の症例2もご覧いただこう．70歳代女性で，自宅のトイレで気を失って倒れているのをヘルパーさんが発見．救急搬送時の単純CT（p16図7）では，強い頭部打撲による皮下血腫もみられるが（➡），**右前頭葉から側頭葉の低吸収域は完全にvascular territoryに一致しており**（➡），外傷による脳実質損傷ではなく脳梗塞であることが明らかである．右中大脳動脈には**血栓性閉塞を示すhyperdense MCA sign**も認められる（➡）．

これらの症例のように，vascular territoryの解剖は救急診療の差し迫った状況において必須の知識なのだ．

■ 脳葉の解剖と基準線

頭部CTやMRIの横断像（軸位断像）の撮像は，CTでは**OM line**（orbitomeatal line：眼窩耳孔線），MRIでは**AC-PC line**（anterior commissure–posterior commissure line：前交連–後交連結合線）が基準線とされている．

OM lineは眼窩中心（または外眼角）と外耳孔を結ぶ線で，AC-PC lineとほぼ同じ角度になる．AC-PC lineは前交連（anterior commissure：AC）と後交連（posterior commissure：PC）とを結ぶ線で，図8（p17）の――に相当する．ただしAC-PC lineを認識するにはやや解剖学的な専門知識が必要になるため，臨床現場のMRI検査では**鼻根部と橋－延髄移行部（橋下端）とを結ぶ線**（図8――）で近似されている．鼻根部とは「正中矢状断像で前面の輪郭の一番くぼんだ部位」（p17図9〇）を指す．橋は当然ながら図9の➡である．また脳のルーチン画像はAC-PC lineやOM lineであるが，眼窩や頭蓋底の検査の場合はAC-PC lineではなく**ドイツ水平線**が基準線とされている．ドイツ水平線は，**鼻根部と中脳－橋移行部（橋上端）とを結ぶ線**（図8――）で近似される．

これら基準線の知識は，撮影を担当する技師のみが知っていればよいのではなく，**読影する放射線科医や臨床医も「ちゃんとした基準線で撮像されているか？」を確認するために知っておくことが重要**である．特に他院で撮られた画像と自分の施設で撮られた画像とを比較する際に両者の画像で基準線が異なる場合は，この基準線の知識がないと「何か画像が違う．何かがおかしい…何だろう？」というレベルで判断が止まってしまう．読影の際に「位置決めの矢状断像」で基準線の確認をすることは重要なのだ．

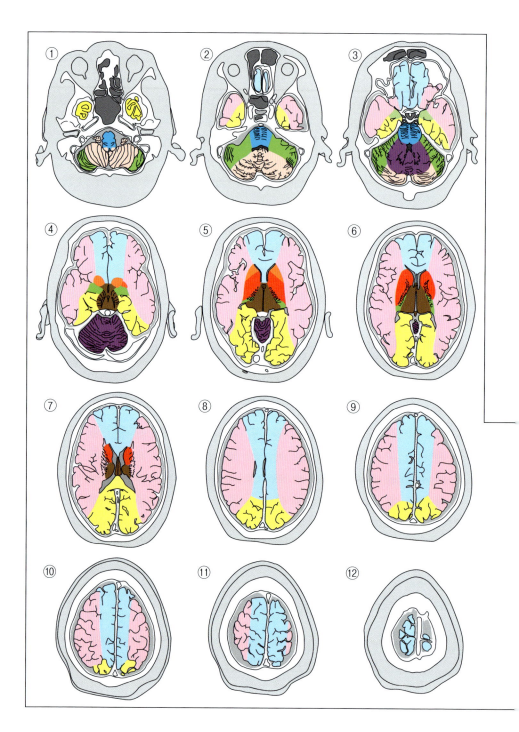

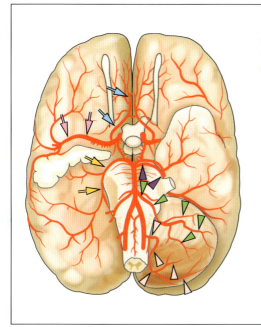

⇨：前大脳動脈
▷：中大脳動脈
▷：後大脳動脈
▶：上小脳動脈
▶：前下小脳動脈
▷：後下小脳動脈

（下面から眺めたシェーマで，右側では小脳および側頭葉前方の脳実質をはずしてある）

図1　脳動脈のシェーマ
文献1より引用．

図2　脳のvascular territory

大脳の動脈の3本柱
- 前大脳動脈（ACA：anterior cerebral artery）領域
- 中大脳動脈（MCA：middle cerebral artery）領域
- 後大脳動脈（PCA：posterior cerebral artery）領域

小脳の動脈の3本柱
- 上小脳動脈（SCA：superior cerebellar artery）領域
- 前下小脳動脈（AICA：anterior inferior cerebellar artery）領域
- 後下小脳動脈（PICA：posterior inferior cerebellar artery）領域

穿通枝領域，他
- 穿通枝領域：主に前大脳動脈（ACA）より
- 穿通枝領域：主に中大脳動脈（MCA）より
- 穿通枝領域：主に後大脳動脈（PCA）および後交通動脈（P-com：posterior communicating artery）より
- 穿通枝領域：前脈絡動脈（anterior choroid artery）より
- 椎骨動脈（VA：vertebral artery）および脳底動脈（BA：basilar artery）より直接分岐した枝で支配

文献1より引用．

脳葉の広がりを外側面から眺めた像を図3に，横断像（軸位断像）における脳葉の広がりを図4に示す．ピンク色で示す前頭葉と水色で示す頭頂葉は中心溝で境されるため，正しい基準線（OM lineやAC-PC line）で撮像された場合，頭頂寄りのスライスでは「前半分が前頭葉，後ろ半分が頭頂葉」という分布となる（図4 ⑩〜⑫）．また前頭葉と緑色で示す側頭葉とはシルビウス裂で境される（図4④, ⑤）．

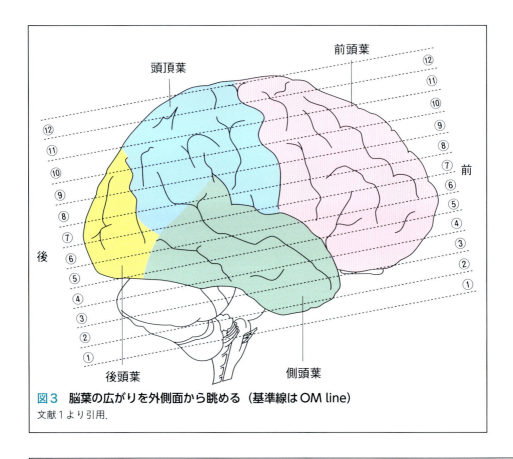

図3 脳葉の広がりを外側面から眺める（基準線はOM line）
文献1より引用．

図4 脳葉の広がり（基準線はOM line）
■：側頭葉，■：前頭葉，■：後頭葉，■：頭頂葉
文献1より引用．

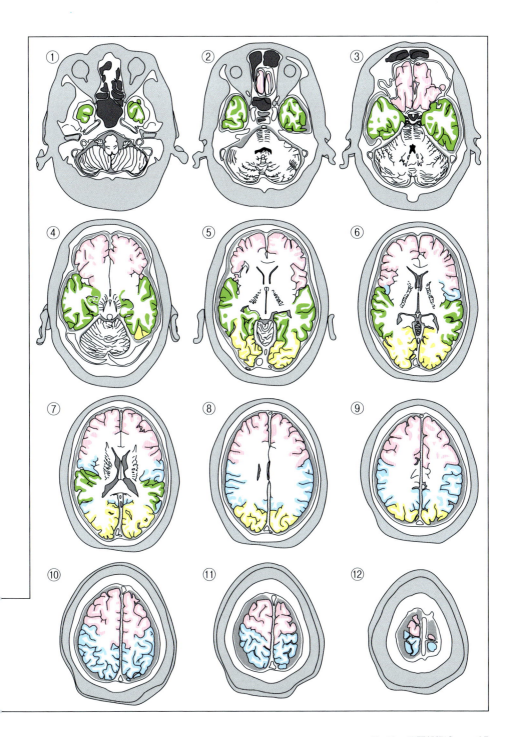

Part1 ● 頭頸部領域

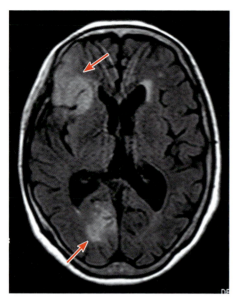

図5 症例1：FLAIR画像
文献1より引用.

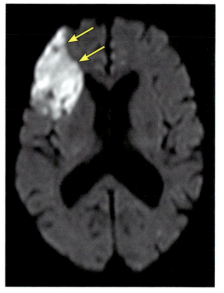

図6 症例1：拡散強調画像（図5と同一時期に撮像）
文献1より引用.

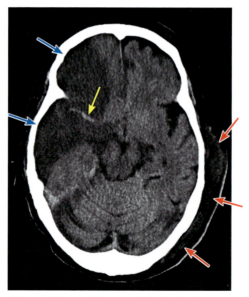

図7 症例2：単純CT（救急搬送時）
文献1より引用.

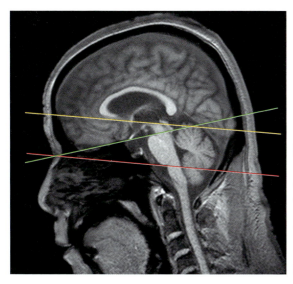

図8 位置決め画像（正中矢状断像）と基準線
　── : AC-PC line（≒ OM line）
　── : 鼻根部と橋 - 延髄移行部とを結ぶ線
　── : 鼻根部と中脳 - 橋移行部とを結ぶ線（ドイツ水平線はこの線で近似）
文献1より引用.

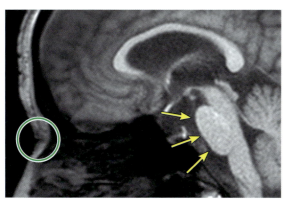

図9 鼻根部（○）と橋（⇨）
文献1より引用.

まとめ

　vascular territoryの解剖は救急診療の差し迫った状況において必須の知識. 脳葉の解剖や撮像の基準線の知識とあわせて, ツボを押さえつつマスターしていこう！

Part1 頭頸部領域

Number 02 中心溝を同定するツボ

前項では脳葉の解剖について述べたが，本項ではその際に最も重要な中心溝の同定について述べる．

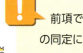

中心溝の同定

- 中心溝は「**前頭葉と頭頂葉の境界**」であり，また**中心溝の前は運動野**で後ろは**体性感覚野**という機能解剖のうえでも重要な境界線となる．
- 中心溝を同定する実用的なポイントは3つある．すなわち①**中心溝の直前の脳回（中心前回）が直後の脳回（中心後回）よりも厚い**，②**中心前回や中心後回は前後方向（前頭部-後頭部方向）に走行するほかの脳溝と交わらない**，③中心前回のうち，**ホムンクルスの手指に相当する部分は特に厚く，逆Ω（オメガ）形，あるいは横ε（イプシロン）形**となる．

前項 **01**「脳の vascular territory と脳葉の画像解剖」でも述べたように，頭部 CT や MRI の横断像（軸位断像）の撮像は，CT では **OM line**（orbitomeatal line：眼窩耳孔線），MRI では **AC-PC line**（anterior commissure-posterior commissure line：前交連-後交連結合線）が基準線である．これらの基準線で撮像された場合，**頭頂寄りのスライスでは「前半分が前頭葉，後ろ半分が頭頂葉」という分布となる**（**01**図4の⑩〜⑫，p15）．この「前半分の前頭葉」と「後ろ半分の頭頂葉」を境界しているのが「**中心溝**」である．この中心溝を同定する実用的なポイントは3つあり，以下に詳細を述べる．

①中心溝の直前の脳回（中心前回）が直後の脳回（中心後回）よりも厚い[2)]

図1において，中心溝（▶）の前に存在する中心前回（⇨）は，中心後回（→）よりも厚いことが確認できる．

18 画像診断に絶対強くなるツボをおさえる！

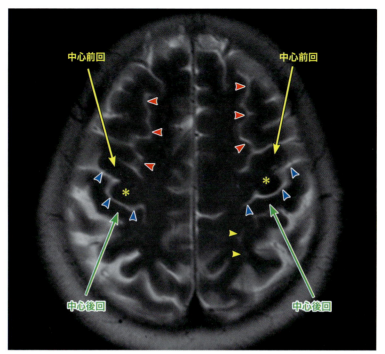

図1　中心溝の同定（T2強調軸位断像）
脳回を矢印，脳溝を矢頭で示す．

② **中心前回や中心後回は，前後方向（前頭部-後頭部方向）に走行するほかの脳溝と交わらない**

　　中心溝付近を前後方向に存在する脳溝の代表例として，**上前頭溝や頭頂間溝**があげられる．図1において，上前頭溝（▶）は中心前回（⇒）の前縁に接した部分で終わっており，中心前回とは交わっていない．また頭頂間溝（▷）は同様に中心後回（→）の後縁に接した部分で終わっており，中心後回とは交わっていない．

③ **中心前回のうち，ホムンクルスの手指に相当する部分は特に厚く，逆Ω（オメガ）形，あるいは横ε（イプシロン）形となる**[2]

　　医学部の学生のときに必ず習う，古典的に有名なペンフィールドのホムンクルスの図（図2）において，右側の「運動野」が中心前回に相当するが，**手指は巧緻運動（食事，更衣，筆記などの細かい動き）を司るため，その中心前回の手指に相当する部分（図2○）が図1の✳に示すように厚くなっている**．この状態を

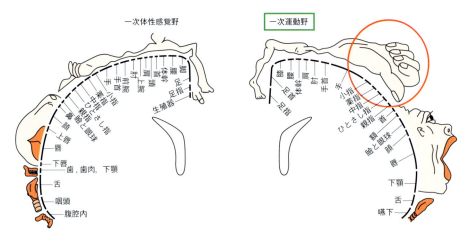

図2 ペンフィールドのホムンクルス
ペンフィールドのホムンクルスは大脳皮質の運動野，感覚野における身体の対応を示した図として世界的に有名である（「ホムンクルス」はラテン語で，本来は「小人」の意）．
○は筆者による．文献3より引用．

逆Ω（オメガ）形，あるいは**横ε（イプシロン）形**と表現し，逆Ωに関しては，「inverted omega sign」という用語も存在する．**盛り上がりの「山」が1つなら逆Ω，2つなら横εである．**図1は左右とも逆Ω形である．

まとめ

中心溝の同定は，まずちゃんとした基準線で撮像されているかを確認した後に，3つのポイントを使って確認していく．

Part1 頭頸部領域

Number 03 くも膜下出血と見誤るな！ ～pseudo-SAH～

pseudo-SAHは低酸素脳症など救急診療の差し迫った状況でも生じうる病態であり，くも膜下出血と誤診するととり返しがつかないことがある．本項ではpseudo-SAHについて述べる．

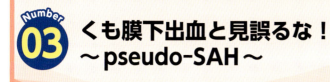

pseudo-SAHのキホン

- pseudo-SAH（pseudo-subarachnoid hemorrhage）とは，CTやMRI（主にはCT）にて**「くも膜下出血と類似した画像所見を呈するもの」**の総称である．
- **低酸素脳症によるびまん性脳浮腫**で認められることが多く[4, 5]，心肺停止後の低酸素脳症では20％に認められたとの報告もある[4]．
- CTでのpseudo-SAHは，低酸素脳症以外にも**両側硬膜下血腫**[6]，**小脳梗塞**[7]，**脳炎**や**血管炎**，古典的にいうgliomatosis cerebri（最新のWHO2016分類では単一病態としては認められなくなった），**低髄液圧症候群**（最近は脳脊髄液減少症あるいは脳脊髄液漏出症と呼称される）[8]，**化膿性髄膜炎**，**ヨード性造影剤投与後**などで認められたとの報告がある．
- pseudo-SAHが生じる主な機序としては，**①びまん性の脳実質腫脹により還流できずに拡張した軟膜静脈**（静脈などの血液は脳実質よりもCTでの吸収値が高く，それに脳実質の浮腫による吸収値低下が加わって脳実質の表面に高吸収域があるように見える），**②脳脊髄液自体の吸収値の上昇**（化膿性髄膜炎，ヨード性造影剤投与後の場合）などが想定されている．
- 真のくも膜下出血とpseudo-SAHとの**鑑別ポイント**としては，以下のものがあげられる．①真のくも膜下出血のCT値は約60〜70 HU（Hounsfield Unit）だが，**pseudo-SAHでは一般に30〜40 HU程度**のことが多い[4, 5]，②pseudo-SAHは一般に**高吸収域の分布がびまん性で左右対称**[4]，③脳浮腫が原因のpseudo-SAHでは**脳実質の皮髄境界が不明瞭化**していることが多い[8]，④静脈拡張が原因のpseudo-SAHでは**造影すると高吸収域が増強効果**を有する[5]．

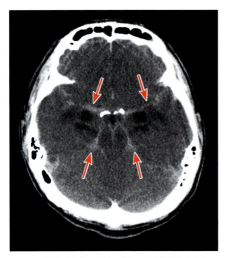 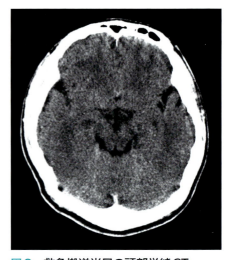

図1　救急搬送の翌々日の頭部単純CT
くも膜下腔に沿ってびまん性に高吸収域が広がっている（→）．一見するとくも膜下出血を疑う所見である．
文献1より引用．

図2　救急搬送当日の頭部単純CT
くも膜下腔に高吸収域は認められない．
文献1より引用．

　まずは実際の症例をご覧いただきたい．症例は20歳代男性で，路上で意識障害の状態で倒れているところを通行人に発見され，救急外来に搬送された．救急搬送の**翌々日**の頭部CTが**図1**であるが，このCTをみて「最も考えられる疾患は何か？」といわれたら，「くも膜下出血が第一に考えられる」と答える方も多いであろう．ところが**図2**は救急搬送された**当日**のCTで，すなわち意識障害に陥った数時間後の画像であるが，くも膜下腔に高吸収域はなく，原因はくも膜下出血ではなかったことが分かる．じつは本例は路上で発見されたときにアルコール臭が強く，口囲には多量の吐物も付着しており，**吐物の誤嚥による低酸素脳症**のケースである．

　低酸素脳症をはじめとした種々の原因により脳実質がびまん性腫脹をきたすと，本来は脳実質を経由して還流すべき軟膜静脈が還流できずに拡張してくる．血液のCT値は一般に30〜40 HU程度（ヘモグロビン濃度に比例するため，貧血ではCT値が低下し血液の濃縮でCT値は上昇する）で，脳実質よりも吸収値が高いため**拡張した軟膜静脈は「脳表面に沿った高吸収域」として認識される**．低髄液圧症候群（脳脊髄液減少症，脳脊髄液漏出症）において拡張した静脈も同様である．これに**脳実質の浮腫も存在する場合は脳実質自体の吸収値が低下するため，両者**

(脳実質 vs. 拡張静脈）の吸収値の差はより明瞭となる．すなわちより「一見するとくも膜下出血のよう」に見える．ちなみに図1において「一見するとくも膜下出血のように見える高吸収域」のCT値を計測すると，38〜41 HU程度であった．これは真のくも膜下出血（ヘモグロビンが血管内の血液より濃縮されている）が急性期において60〜70 HUであるのに比して，明らかにCT値が低い．しかし脳実質の吸収値が低下しているので，相対的に（いわば目の錯覚として）かなり高吸収に見えてしまうのだ．例えば腹部CTではこのように拡張した静脈が血腫と間違えるくらいに高吸収になることはないが，頭部CTでは脳の灰白質と白質との吸収値の差をつけるためにウインドウ幅（window width：WW）を狭く設定しており，そういうわずかな吸収値の差が強調されて見えるのである．

下記の「まとめ」に記した点に気をつけて診察を行おう．

まとめ

CTで一見するとくも膜下出血のような所見を認めても，臨床経過や画像経過がおかしい場合は「pseudo-SAHではないか？」と疑うことが大切．脳実質の腫脹の有無やCT値を計測することが鑑別の一助となる．

Part1 頭頸部領域

Number 04 cortical SAH (convexal SAH) のツボ

> cortical SAH（皮質性くも膜下出血）は，くも膜下出血の亜型の1つとして独特の位置を占めている．この概念を知らないと「脳溝が1～2本だけ白いけれど，アーチファクトかな」といって見過ごされることになりかねない．しかしながら，そこには重要な病態が潜んでいることがある．本項ではcortical SAH (convexal SAH) について述べる.

ツボ！

cortical SAHのキホン

- cortical SAH (cortical subarachnoid hemorrhage：皮質性くも膜下出血) は，その名のごとく**皮質に沿う脳溝が1～数本のみ出血の所見を呈し，脳底部のくも膜下腔槽には出血がないような状態**を指す[9〜12].
- cortical SAHの原因としては，一般的なSAHの原因である外傷や脳動脈瘤破裂**以外**であることが多く[9〜12]，60歳以下では**reversible cerebral vasoconstriction syndrome (RCVS)**，60歳以上では**アミロイドアンギオパチー (cerebral amyloid angiopathy：CAA)** がそれぞれ最も多いとされている[9]．それ以外にも静脈（洞）血栓症などさまざまな病態が隠れていることがある．

cortical SAH（皮質性くも膜下出血）は，別名convexal SAH（円蓋部くも膜下出血）ともよばれる[9]．画像的には「（頭頂葉など）**円蓋部の脳溝が1～数本のみCTで高吸収，MRIではFLAIRや拡散強調画像で高信号**」といった所見を呈するが（図），一般的なSAHの原因である**外傷や脳動脈瘤破裂以外の原因**であることが多い[9〜12]．2大原因は前述したRCVSやアミロイドアンギオパチーであるが，それ以外にもduralあるいはcortical venous thrombosisといった**静脈（洞）血栓症**，RCVSの前駆状態とされているPRES (posterior reversible encephalopathy syndrome)，そして**血管炎，凝固障害，血管奇形**，septic emboliやseptic

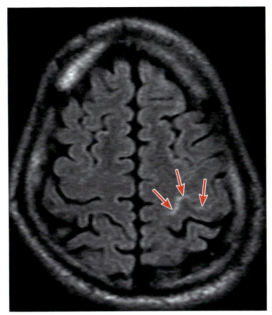

図 cortical SAH の FLAIR 画像
脳溝1本（左側の中心溝）のみが，くも膜下出血により高信号を呈している（→）．

aneurysm，腫瘍，膿瘍などがあげられている[10, 11]．

　山口らは，妊娠〜産褥期に発症した cortical SAH の5例について報告し，いずれも RCVS あるいは PRES が原因であったこと，および妊娠中よりは**産褥期の発症が多い**ことを指摘している[12]．これは原因となる RCVS が妊娠中よりは産褥期に発症しやすいことが要因であるとし，産褥期に RCVS が発症しやすい原因として分娩後のエストロゲン，プロゲステロンの急激な低下，そして帝王切開の場合は使用された**血管作動薬**や弛緩出血に対する**麦角アルカロイド**の使用なども原因になり得ると述べている[12]．また RCVS に cortical SAH が合併する**機序**として，必ずしも明確には解明されていないとしながらも，**血管内皮障害や脳血液関門の破綻**を背景に**脳血管攣縮と再灌流による脳表小動脈の破綻あるいは微小漏出**が原因と推測している[12, 13]．

　Kumar らは外傷による原因を除く cortical SAH の29例を review し，cortical SAH はさまざまな原因で生じるとしながらも，60歳以下では RCVS，60歳以上

ではアミロイドアンギオパチーがそれぞれ最も多い原因であることを統計学的に示し，さまざまな**臨床症状の出現頻度**に関しても詳述している[9]．

CTやMRIが同じcortical SAHの画像を呈していたとしても，年齢や臨床背景などによって推定される原疾患は異なるため，状況に応じて凝固障害，静脈血栓症や血管炎（膠原病など），血管奇形の有無の確認，また高齢者ではアミロイドアンギオパチー検索のため**T2*強調画像**や**SWI**（susceptibility-weighted imaging）の追加撮像を行ったり，高齢者でない場合はRCVSの前駆病態である**PRESの原因の確認**が必要である．

まとめ

円蓋部の脳溝が1～数本だけ出血の所見を呈していたら，まずはcortical SAHを疑って原因検索を進めよう．

Part1 頭頸部領域

Number 05 大脳辺縁系のツボ

本項では曖昧な概念でありながら臨床的に重要な大脳辺縁系のツボについて述べる．狭義の大脳辺縁系と広義の大脳辺縁系という視点と，パペッツ回路やヤコブレフ回路など機能的な側面についても触れる．

大脳辺縁系の定義と構造

- 海馬を含めた大脳辺縁系は，**アルツハイマー病**のみならず**ヘルペス脳炎**や**非ヘルペス性辺縁系脳炎**，**海馬硬化症**のように，さまざまな臨床現場で大切かつ「落とし穴」になりやすい疾患がかかわる重要な解剖構造である．
- 重要であるにもかかわらず，「大脳辺縁系」という概念には曖昧な面もあり理解するのは容易ではない．
- 大脳辺縁系には**「狭義の大脳辺縁系」**と**「広義の大脳辺縁系」**とが存在する．
- 「狭義の大脳辺縁系」は，**内側から外側に向かって3層の弓状構造**になっている．ここには**海馬，帯状回，脳弓，乳頭体**などが含まれる．
- 「広義の大脳辺縁系」は**扁桃体**，**視床**や**前頭前野**などが含まれ，**パペッツ回路**や**ヤコブレフ回路**などの一部を形成している．

「大脳辺縁系の『辺縁系』って，何の辺縁だ？」ということになるが，成書や文献には「**脳梁の辺縁に沿って存在する構造**」と記載されている[14, 15]．しかしながら実際は扁桃体や海馬傍回など脳梁から離れて存在する構造も少なからず含まれている．筆者は「**脳梁および側脳室の辺縁に沿って存在する構造**」と理解すると，(前述の扁桃体や海馬傍回なども定義を満たすことになり) より分かりやすいのではないかと考えている．

■ 狭義の大脳辺縁系（3層の弓状構造）

狭義の大脳辺縁系は3層の弓状構造になっている（図1）[14]．最も**外側**の弓状構

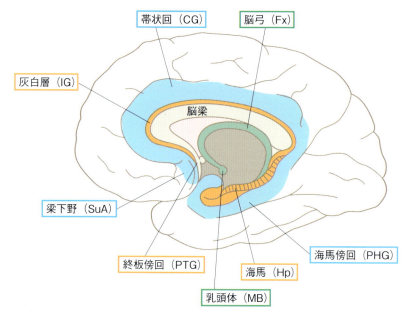

図1 狭義の大脳辺縁系（3層の弓状構造）

造が帯状回（cingulate gyrus：CG），海馬傍回（parahippocampal gyrus：PHG），梁下野（subcallosal area：SuA）でこれらは脳梁の外側に位置する．それよりも内側に存在する2層目の弓状構造が海馬（hippocampus：Hp），灰白層（indusium griseum：IG），終板傍回（paraterminal gyrus：PTG）で，最も内側に存在する弓状構造が脳弓（fornix：Fx），乳頭体（mammillary body：MB）である（図1）．ただし海馬は「二股コンセント」のような形になっており，灰白層のみならず脳弓ともつながっている．

■パペッツ回路とヤコブレフ回路

パペッツ回路（Papez回路）とヤコブレフ回路（Yakovlev回路）は，曖昧な大脳辺縁系の構造を理解するうえで重要である．パペッツ回路は記憶を司り，ヤコブレフ回路は情動を司る．筆者は「喜ぶ」という行為が情動の代表例なので，「よろこぶ≒ヤコブレフ」という苦しいダジャレで覚えている．

パペッツ回路は海馬→脳弓→乳頭体→視床前核→帯状回（後部）→海馬傍回→海馬という閉鎖回路で[14, 15)]，ヤコブレフ回路は扁桃体→前頭前野→帯状回（前部）→視床背内側核→扁桃体という閉鎖回路である（図2）．さらにおのおのは閉鎖回路であるがパペッツ回路とヤコブレフ回路は，互いに連携をとっている．

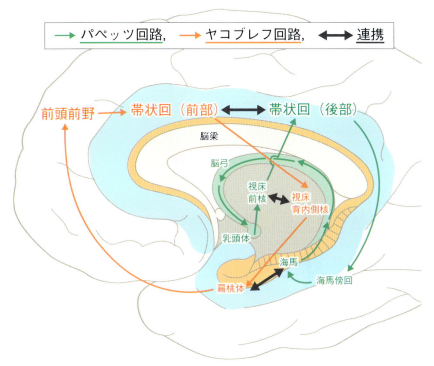

図2　パペッツ回路とヤコブレフ回路

　例えば「ヘビを見て怖い」と思うことを例にすると，ヘビのことを知らない人は見ても怖いと思わないわけで，「ヘビは自分に害をもたらす生物だ」という**記憶**と，「恐い」という**情動**とが連携をとっている．**記憶を司るパペッツ回路の主役は海馬，情動を司るヤコブレフ回路の主役は扁桃体**であるが，主役どうしである**海馬と扁桃体**が直接連携をとることもあるし，両者の共通の回路である**視床**や**帯状回**などを通じて連携をとることもあるとされる．

■ 広義の大脳辺縁系

　狭義の大脳辺縁系は前述した3層の弓状構造に属するものであるが，パペッツ回路やヤコブレフ回路のように**大脳辺縁系の機能にかかわる領域はすべて大脳辺縁系**ということになる（**広義の大脳辺縁系**）．具体的には**扁桃体，視床，前頭前野**などであり，**側坐核**やアルツハイマー病の病態とかかわる**楔前部（けつぜんぶ）**なども大脳辺縁系に属するとされる．

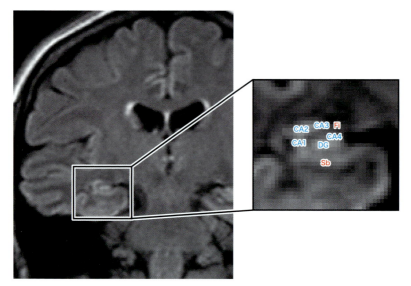

図3　FLAIR冠状断像における海馬
狭義の海馬と広義の海馬（海馬体）を示す．
CA1〜CA4：アンモン角，DG：歯状回，Fi：海馬采，Sb：海馬台

■ 海馬体と海馬

　海馬にも「広義の海馬」と「狭義の海馬」が存在する．**狭義**の**海馬**は，**アンモン角**（cornu ammonis：CA）と**歯状回**（dentate gyrus：DG）とからなっており，広義の海馬はこれに**海馬台**（subiculum：Sb）と**海馬采**（fimbria：Fi）を含めたもので**海馬体**（hippocampal formation：HF）とよばれる[15]．アンモン角（CA）という呼称は，「古代エジプトの**アメン**神がもつ羊の**角**に外観が似ている」ことに由来しているとされ[14]，**CA1〜CA4**に分けられている（**図3**）[14, 15]．

　狭義の海馬は軸位断（横断）では側脳室下角の内側を占める細長い構造として認められ，膵臓のように前方から順に**頭部**（hippocampal head：HpH），**体部**（hippocampal body：HpB），**尾部**（hippocampal tail：HpT）に分けられる（図4）[15]．「海馬体部」とよぶと狭義の海馬のうち体部のみを指すが，「部」をとって「海馬体」とよぶと前述の**広義の海馬**（hippocampal formation：HF）**を指す**ことになるので注意が必要だ（実に紛らわしい）．

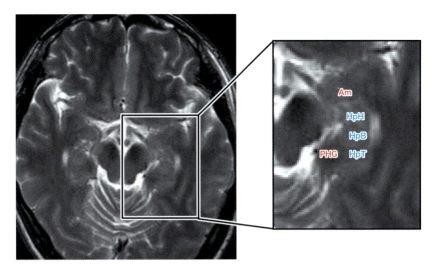

図4 T2強調軸位断像における海馬
狭義の海馬は側脳室下角の内側を占める構造として認められ，その内側には海馬傍回，前方には扁桃体が位置する．
Am：扁桃体，HpH：海馬頭部，HpB：海馬体部，HpT：海馬尾部，PHG：海馬傍回

まとめ

「大脳辺縁系」は定義がやや曖昧で捉えにくい概念であるが，臨床的には非常に重要である．大脳辺縁系を狭義と広義に分け，パペッツ回路やヤコブレフ回路など機能を絡めて理解すると捉えやすい．

Part 2 胸腹部領域

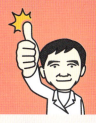

- **06** 胸腺のサイズを評価する
- **07** 乳腺の画像解剖と診断のツボ
- **08** 肺門陰影が異常かどうかは「顔つき」で判断する
- **09** 腹部X線写真読影のツボ
- **10** 外傷パンスキャンCT読影のツボ
- **11** 限局性脂肪肝と肝転移の鑑別はin phase画像とopposed phase（out of phase）画像で解決！
- **12** こんなイレウスには要注意
- **13** 「nonsurgical pneumoperitoneum」に注意！
- **14** 脾臓の機能は「FISH（お魚）」で覚え，そこから病態を想起する！
- **15** peribiliary cyst
- **16** 肝区域のCouinaud分類をマスターする
- **17** 卵巣腫瘍（骨盤腫瘍）の鑑別① ステンドグラス腫瘤
- **18** 卵巣腫瘍（骨盤腫瘍）の鑑別② 単房性嚢胞性腫瘤
- **19** 卵巣腫瘍（骨盤腫瘍）の鑑別③ T1強調高信号の嚢胞性腫瘤
- **20** 卵巣腫瘍（骨盤腫瘍）の鑑別④ 充実性腫瘤
- **21** PMD（placental mesenchymal dysplasia）

Part2 胸腹部領域

Number 06 胸腺のサイズを評価する
～「5の倍数の法則」を使う！～

> CTやMRIなどの画像診断において，胸腺のサイズが正常かどうかを判定するのは意外に簡単ではなく，画像を見ながら「ウーン」と唸ってしまうことも少なくない．その主な理由として，**年齢により胸腺のサイズは大きく変化する**ことがあげられる．
>
> 「胸腺のサイズが正常かどうか？」の判定には，年齢を考慮した「**5の倍数の法則**」を使うとよい[2]．

ツボ！

胸腺サイズの「5の倍数の法則」

- 胸腺のサイズ，すなわち腫大しているかどうかは「**厚さ**」で判定する（図1）．
- 「胸腺の厚さが正常かどうか？」は，年齢を考慮した「**5の倍数の法則**」を使用する．
- 年齢を考慮した「**5の倍数の法則**」とは，胸腺の厚さを15歳（5×3）で15 mm，20歳（5×4）で10 mm（5×2），50歳（5×10）で5 mm（5×1）を正常上限の目安とする方法である．この厚みを超えたら胸腺の腫大を疑うようにしよう（図2A）．

胸腺の腫大は腫瘍のみならず過形成でも生じるが，「腫瘍か過形成か？」の判定にはMRIのin phase画像とopposed phase画像（out of phase画像）を使用する（図2B，C）[4, 5]．過形成であれば小児例を除き，微量の脂肪含有を反映してin phase画像に比してopposed phase画像で信号が低下する．

また小児（特に10歳以下）では正常の場合でも矢尻型でなく腫瘤状を呈したり，CTで高吸収を示したり，in phase画像に比してopposed phase画像で信号低下しなかったりと「落とし穴」が多いため要注意！（図3）[2, 6]

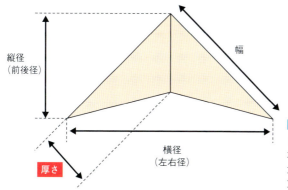

図1　胸腺のサイズ評価
さまざまな評価法があるが，基本的には「厚さ」で胸腺の腫大の有無を判定する．
文献2より引用．

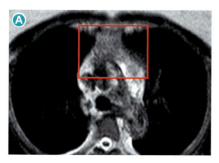

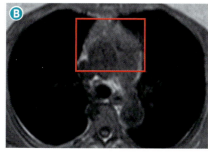
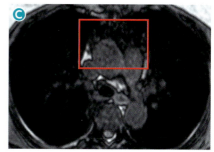

図2　胸腺腫大の例（反応性過形成）
40歳代女性．子宮体癌で化学療法後の胸腺反応性過形成（rebound thymic hyperplasia）の症例．T2強調画像（Ⓐ）では胸腺腫大が認められ（☐），厚みは15 mmと計測される．in phase画像（Ⓑ）に比して，opposed phase画像（Ⓒ）では，腫大した胸腺の信号が明らかに低下している．この信号低下は微量の脂肪含有を示しており，腫瘍ではなく過形成であることを示唆する所見である．

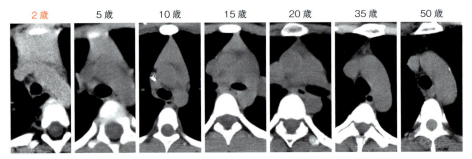

図3 年齢による正常胸腺の変化（単純CT）

単純CTにおける2歳から50歳までの正常胸腺を示す．最も左に示す2歳の例では，正常でも胸腺が腫瘤状を呈しており，またかなり高吸収を示していることにご注目（小児の胸腺におけるCTでの高吸収は，細胞密度が高いことが一因とされている）．
文献2より引用．

まとめ

胸腺の厚さは，15歳（5×3）で **15** mm, 20歳（5×4）で **10** mm（5×2），50歳（5×10）で **5** mm（5×1）を正常上限の目安とする．

Part2 胸腹部領域

Number 07 乳腺の画像解剖と診断のツボ

乳腺腫瘍における画像診断の役割は大きいが，その画像解剖の表現はMRI，超音波検査，検診のマンモグラフィなどでそれぞれ異なる．本項ではその画像解剖の表現について復習しつつ，あわせて乳腺の画像診断のツボについても触れる．

ツボ！

乳腺画像診断の解剖とツボ

- 乳腺の画像解剖の表現には，主にMRI，CT，触診などで用いられる**A〜E領域**という表現（図1），主に超音波検査で用いられる**時計盤表示**と**NT**や**CMP表示**を組合わせる表現（図2），そして検診のマンモグラフィで用いられる**O, I, S, U, M, L, X**を用いた表現（図3）がある．
- 乳腺の画像診断は**腺葉**，**小葉**と**乳管**という解剖を理解し（図4），**「乳管や腺葉に沿った区域性分布」**を示すかどうかを判断することが良悪性の鑑別において重要である（p40図5）．
- MRI検査は原則としてダイナミックスタディを行うが，特に**超早期相**が乳癌の診断に有用である（p40図6）．ただし血性乳頭分泌（乳管内の血性分泌）を脂肪抑制T1強調画像で，また囊胞性病変を脂肪抑制T2強調画像で見ることも忘れてはいけない（p41図7）．
- **BPE**（background parenchymal enhancement）や**背景乳腺**としての乳腺症の存在に注意！

乳腺の画像解剖の表現には，主にMRI，CT，触診などで用いられるA〜E領域という表現以外にも，主に超音波検査で用いられる表示，そして検診のマンモグラフィで用いられる表示などがある．「超音波検査や検診のマンモグラフィで指摘された病変をMRIで確認する」といった状況もあるため，すべての画像解剖の表現を熟知しておくことが重要である．

MRI，CT，超音波検査，マンモグラフィのすべての画像検査において共通して

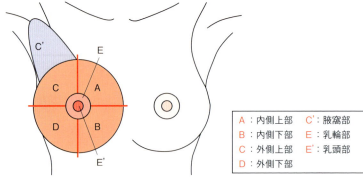

図1　乳腺病変の占拠部位（主にMRI，CT，触診）
主にMRI，CT，触診などで用いられる最も基本的な占拠部位の表現法で，A，B，C，D以外にも腋窩部をC'，乳輪をE，乳頭をE'と表現する．
文献2より引用．

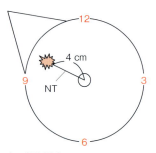　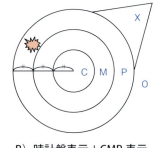

A）時計盤表示＋NT
腫瘤は右乳腺10時方向，NT＝4 cm

B）時計盤表示＋CMP表示
腫瘤は左乳腺10時方向，P領域

図2　乳腺病変の占拠部位（主に超音波検査）
超音波検査では時計盤表示とNT（nipple-tumor distance：乳頭−腫瘤間距離）あるいはCMP表示を組み合わせて，「**右乳腺10時方向，NT＝4 cm**」（時計盤表示＋NT）あるいは「**左乳腺10時方向，P領域**」（時計盤表示＋CMP表示）のように表現する．時計盤表示は通常30分単位まで使用する（例：3時半方向）．CMP表示は乳腺の中心から辺縁部までを3等分してC（central），M（middle），P（peripheral）と記載するが，それ以外にも腋窩方向をX（axilla），C，M，P，Xのいずれにも属さない部位をO（out of gland）と表現する．
文献2より引用．

いえることは，「**病変が区域性分布を示すかどうかが良悪性の鑑別の鍵になる**」ということである．そのため画像診断にあたっては常に図4のような乳腺の解剖をイメージし，「**乳管や腺葉に沿った区域性の広がり**」を示す病変かどうかを意識する．

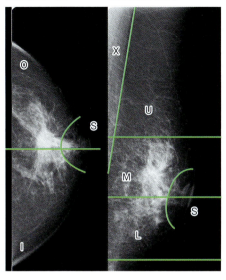

図3　乳腺病変の占拠部位（主にマンモグラフィ検診）

Ⓐ CC（craniocaudal: 頭尾方向）撮影では，乳頭中央を通る垂線より外側をO，内側をIとする．ただし乳頭中央から2 cmの範囲は乳輪下領域としてSと表現する．

Ⓑ MLO（mediolateral oblique：内外斜位）撮影では，乳頭中央を通る垂線より尾側をL，垂線より頭側でLと等距離の範囲をM，それより頭側をUとする．ただし乳頭中央から2 cmの範囲は乳輪下領域としてS，また腋窩はXと表現する．

文献2より引用．

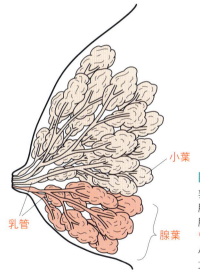

図4　乳腺病変の解剖（腺葉，小葉と乳管）

乳腺は約15〜20の腺葉から成っており，各々の腺葉が独立して乳頭に開口している．それぞれの腺葉は分泌物を産生する小葉と，分泌物を運ぶ乳管から成っており，1つの腺葉には約20〜40の小葉が含まれる．

文献2より引用．

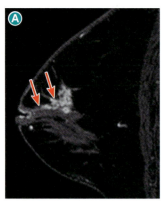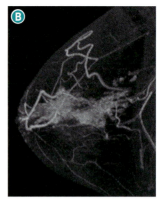

図5 乳癌の乳管や腺葉に沿った区域性分布位（MRI）
組織学的に乳癌が証明されている症例．矢状断のGd造影T1強調画像（Ⓐ）にて，乳頭に向かうように乳管に沿った異常増強像が認められ（→），病変全体が区域性分布を示している．Ⓑは患側乳房全体の矢状断最大値投影画像で，やはり乳管や腺葉に沿った区域性分布を呈していることがわかる．
文献2より引用．

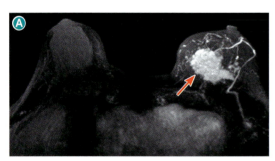
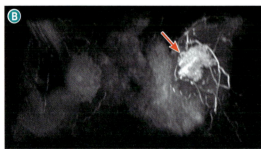

図6 ダイナミックMRIの超早期相の有用性
Ⓐ横断最大値投影画像，Ⓑ冠状断最大値投影画像．
Gd造影剤のボーラス注入開始約30秒後に撮像した超早期相の画像．左A領域からC領域を占拠する乳癌が明瞭に描出されている（→）．
文献2より引用．

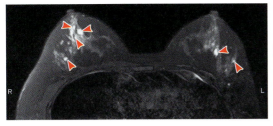

図7　脂肪抑制T2強調画像で描出される囊胞性病変
乳腺症の症例．脂肪抑制T2強調画像にて，両側乳腺には多発性の囊胞が描出されている（▶）．

　MRIで乳癌の診断をする際には，**BPEや背景乳腺としての乳腺症の存在に注意が必要**である．正常の乳腺組織がホルモンの影響により造影増強効果を示すことをBPEとよび，**BI-RADS（breast imaging reporting and data system）**ではBPEの程度を画像診断報告書に記載することを推奨している．しかしながらBPEは乳腺症や腫瘍による造影増強効果と鑑別できないこともあり，「間違いなくBPE」だと判断すること自体が難しいことも知っておく必要がある．

　脂肪抑制T2強調画像での囊胞などの存在（図7），あるいは超音波検査での豹紋状パターンなどは，背景乳腺にどれだけ乳腺症がかかわっているかの目安になる．またBPEはホルモンに依存するため，**月経開始5〜12日目**（BI-RADSでは7〜14日目）の間が最も少ないとされている[7〜9]．**スクリーニング目的に近いような検査では，この期間に造影MRIを行うことが推奨**されるが，月経開始5〜12日目にMRI検査を行ってもBPEが目立つ症例が存在することも事実である．

まとめ

　乳腺の画像診断は，検査の種類で画像解剖の表現が異なることを意識する．乳腺の病変は，検査の種類にかかわらず「乳管や腺葉に沿った区域性分布」を示すかどうかが重要．また併存する乳腺症やMRIにおけるBPEに注意が必要！

Part2 胸腹部領域

Number 08 肺門陰影が異常かどうかは「顔つき」で判断する

> 胸部単純X線写真の読影において，肺門陰影が異常かどうかを判断するのに「目立つ」かどうかも大切であるが，それ以上に重要なのは「顔つきが正しい」かどうかである．本項では胸部単純X線写真における肺門陰影の「顔つき」について，種々のシェーマを交えて紹介する．

ツボ！

肺門陰影の「顔つき」

- 肺門陰影は主には**肺動脈により形成**されている．
- 右側の肺門陰影は基本的には**中間肺動脈幹**，左側の肺門陰影は**左肺動脈が左上葉気管支を腹側から背側に乗り越えて下行する部分**をみている．
- **側面像**の胸部単純X線写真でも「肺門陰影の顔つき」をチェックすることができる．

　解剖学の分野において「**肺門**」とよび捨てにすると，肺動脈のみならず肺静脈や気管支動静脈，気管支，リンパ管，神経など肺門を出入りする多くの構造を含めて指すが，胸部単純X線写真において「**肺門陰影**」とよぶと，両側の肺門にあるX線透過性の低下した白い部分を指す．この部分が目立ってくると「肺門リンパ節腫大疑い」でサルコイドーシスや肺癌ではないかといった話になってくるが，この肺門陰影を「目立つ」かどうかだけで判定していると，誤診する可能性が生じてくる．すなわち「**やや目立っているが異常ではない肺門陰影**」や「**目立っていないが異常と判定すべき肺門陰影**」というものがあるのだ．それらを見分けるツボは，肺門陰影の「顔つき」を知っていることである．

■ 肺の解剖から「肺門陰影」を理解する

　図1に肺動脈，図2に肺静脈のシェーマを示す．肺動脈が肺門において気管分岐部の直下くらいの高さから肺野に向かって展開しているのに対して，**肺静脈**は

それ（気管分岐部の直下）よりも**明らかに低い高さ**にある左心房に向かって合流しているのがわかる．肺静脈は**図2**に示すように左心房に合流する直前で**上肺静脈**（🔶），**下肺静脈**（🔶）という trunk を形成しているが，これらは一般に非常に短いため胸部単純X線写真では縦隔陰影に収まってしまい，原則としては「肺門陰影」は形成しない．すなわち**肺静脈は肺門陰影ではなく，より低い高さにある左心房に向かってバラバラに入っていくように見える**．ただし後述するように右上葉の central vein（🔶）は右肺門陰影のメインの部分ではないが，その頭側部分を形成する．

■ 肺門陰影の見かた

　右側の肺門陰影は，**図1**に示すように右肺動脈が右上葉に向かう上幹動脈を分岐した残りの部分，すなわち**中間肺動脈幹**を基本的には見ている．「基本的には」というのは，右上葉の肺静脈還流パターンが central vein type の場合は，**central vein** が右肺門陰影の頭側部分を形成する．central vein は右上肺静脈の trunk に注ぐ最も太い静脈である（**図2** 🔶）．

　左側の肺門陰影は，**図1**に示すように左肺動脈が**左上葉気管支**を腹側から背側に乗り越えて，さらに（回り込むように）下行する部分をみている．左上葉気管支を含めた気管・気管支の分岐パターンに関しては**図3**を参照してほしい．また**図4**に実際の胸部単純X線写真における肺門陰影を○で示すので，**図1～3**と対比してご覧いただきたい．

　また，**肺門陰影の「顔つき」を判断するのには，直感を養うことが重要**である．**図5**に肺門陰影の部位のみを拡大した胸部単純X線写真と肺動脈シェーマを示すので，両者を見比べて直感を養っていただきたい．

■ 側面像でみる肺門陰影の「顔つき」

　さらに**肺門陰影の「顔つき」は側面像でも確認することができる**．**図6**に胸部単純X線写真の側面像を肺門部主体に示すが（**Ⓐ**），そのシェーマ（**Ⓑ**）で示すように気管・気管支の空気濃度の透亮像は，尾側に向かうとまず**右上葉気管支**による輪状影（○），次に**左上葉気管支**による輪状影（○）を形成し，そこで明瞭な空気濃度の透亮像は終了する．右上葉気管支，左上葉気管支は気管・気管支シェーマ（**Ⓒ**）の○，○の部位にそれぞれ相当する．**左上葉気管支**による輪状影（○）を**その腹側上部から背側に乗り越えて回り込むように下行している陰影**（🔶）が左肺動脈，すなわち**左肺門陰影**に相当し，**左上葉気管支**の輪状影（○）の**腹側に上下に走行する管状構造が中間肺動脈幹**，すなわち**右肺門陰影**のメインの部分に相

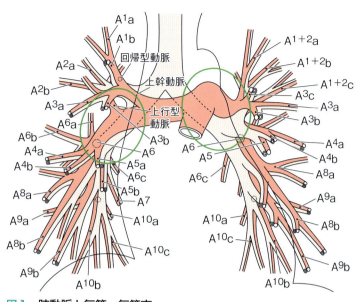

図1 肺動脈と気管・気管支
肺門陰影に相当する部分を◯で示す．文献1より引用．

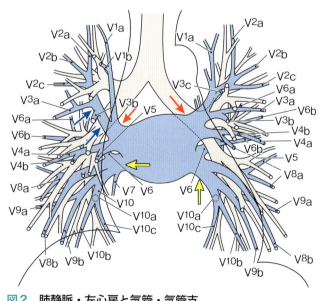

図2 肺静脈・左心房と気管・気管支
➡：上肺静脈，⇨：下肺静脈，➡：central vein．文献1より引用．

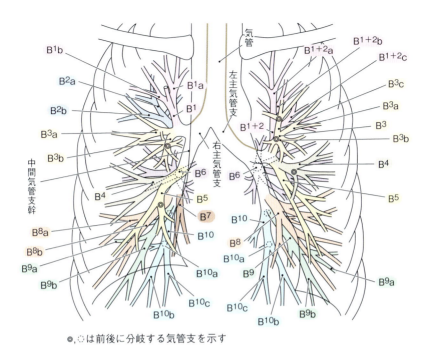

図3　気管・気管支の広がり
文献1より引用.

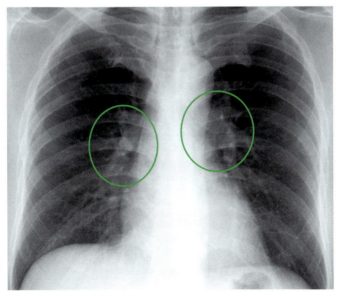

図4　胸部単純X線写真（正面像）
肺門陰影を○で示す.

Part2 ● 胸腹部領域　45

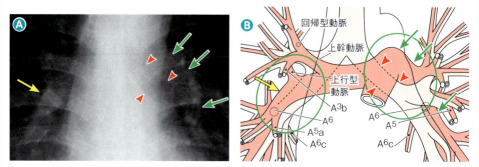

図5 肺門陰影の部位の拡大（Ⓐ：胸部単純X線写真，Ⓑ：肺動脈シェーマ）
⇨が中間肺動脈幹（右側にしか存在しない）で，右肺門陰影のメインの部分を構成する．▶で示す左主気管支が水平走行になり左上葉気管支になったところを，→で示す左肺動脈が腹側から背側に乗り越えて，さらに（左上葉気管支を回り込むように）下行する部分が左肺門陰影に相当する．文献1より引用．

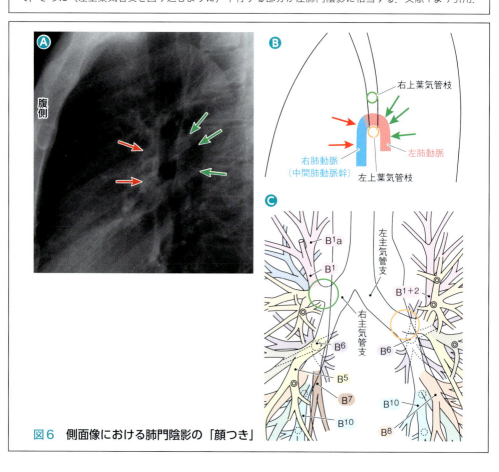

図6 側面像における肺門陰影の「顔つき」

46　画像診断に絶対強くなるツボをおさえる！

当する．両者（左右の肺門陰影）を合わせると，側面像では**左上葉気管支の輪状影を囲む**「**逆J字**」のような形状となる（🌂）．ちゃんとした（斜位になっていない）側面像で撮られているのに，この「左上葉気管支の輪状影を囲む逆J字」の形状が崩れている場合は，「**側面像の肺門陰影としての顔つきがおかしい**」ということになる．かつ右肺門陰影（≒中間肺動脈幹）と左肺門陰影（左肺動脈）は正面像と側面像とでそんなに太さは変わらないはずなので，「**正面像と側面像とで肺門陰影の整合性がとれているか？**」という確認もできる．そうやっていろいろな角度から「肺門陰影の顔つき」のチェックができるのだ．

まとめ

胸部単純X線写真の読影において，肺門陰影が異常かどうかは「目立つ」かどうかだけでなく，「顔つき」が正しいかどうかで判断する．そのためには単純X線写真の正面像および側面像における肺門陰影の「顔つき」を知っておくことが重要である．

Part2 胸腹部領域

Number 09 腹部X線写真読影のツボ
～Rigler's sign に学ぶ～

> CTやMRIの台頭により，単純X線写真の果たす役割は限定的になったとの見方もある．しかしながら救急外来診療の現場においては，「最初に判断を求められる画像診断が単純X線写真」という状況も少なくない．本項では単純X線写真のキホンについておさらいし，その応用としてRigler's sign（double-wall sign）の症例を通して，腹部単純X線写真を読影するツボについても紹介する．

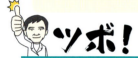

単純X線写真のキホン

- 同じ「X線透過性」というパラメータの画像である単純X線写真とCTを比較すると，**空間分解能**（デジカメでいう「何メガピクセル」に相当）は**単純X線写真**がCTよりも優れている．一方で**CT**は単純X線写真よりも**濃度分解能（コントラスト分解能）**，すなわち「微妙な濃淡をつける能力」において優れている．
- CTは無限に近い種類の濃度を認識できるが，**単純X線写真では表に示す5種類の濃度のみを認識**できる．
- 腹部単純X線写真において**腸管ガスは空気濃度**，**腸管壁は軟部濃度**，そして極端に痩せた人以外は**腸管壁の周囲に脂肪織（脂肪濃度）**が存在する．
- 腹部単純X線写真の読影というと，つい腸管ガスに目がいきがちだが，「その気になってみる」と，腸管壁も見える．むしろ**腸管壁の所見が腸管ガスの所見よりも重要なことがある**ので注意が必要．
- 「腸管壁の所見が重要」という点において，Rigler's signはその代表例である．

表　単純X線写真が認識できる5つの濃度（上から濃度が低い順に示す）

空気濃度	腸管ガス，肺，遊離ガス（free air）など
脂肪濃度	皮下や臓器周囲の脂肪織，脂肪腫など
軟部濃度	実質臓器（肝臓，脾臓など），液体（腹水，嚢胞など），血液（血管）
骨濃度	骨，結石（尿管結石など），石灰化，希釈したガストログラフィン®など
金属濃度	金属，バリウムなど

■ 単純X線写真は5つの濃度からできている

　例えばCTでは造影剤を使用していない**単純CT**（「造影増強効果」という修飾の影響を受けていない純粋な「X線透過性」の画像）で、①肝実質（CT値60 HUくらい），②肝内の血管（CT値40〜50 HUくらい），③肝嚢胞（CT値0 HUくらい）の3者は濃度差（吸収値の差）で認識できる．これが「**CTが濃度分解能（コントラスト分解能）に優れる**」という由縁である．ところが**単純X線写真**の場合はどうであろうか？　肝実質も肝内の血管も肝嚢胞も「1つの塊」として見える．すべて「軟部濃度」に属するからである．

　図1の腹部単純X線写真をみてほしい．（被検者の）右下にある「R臥位」の縦文字は**金属濃度**，その文字の隣りに認められる右腸骨は**骨濃度**である．金属濃度と骨濃度では「白さ」が違う．例えば結腸肝彎曲部に大きさ1 cmの憩室があり，そこにバリウムが残っていたとする．腹部単純X線写真では「右上腹部に1 cmの類円形高濃度」として認められるが，これを「胆石疑い」と診断すると当たる可能性は0％である．**バリウムは金属濃度，石灰化胆石は骨濃度であり両者の「白さ」は異なる**からである．ただし造影剤のすべてが金属濃度とは限らず，例えば希釈したガストログラフィン®は骨濃度になったりする（**表**）．

■ Rigler's signの使い方

　Rigler's sign（double-wall sign）[10]は腹部単純X線写真の診断において非常に重要なサインである．ここでその重要性を確認するため，以下のような仮想の病歴を想定してみる．

　85歳男性で腹痛を主訴に来院．白血球数 8,800，CRP 1.2 mg/dLで腹部に圧痛はあるが，筋性防御ははっきりしない．車椅子で来院し，立位は困難なため臥位の腹部単純X線写真のみ撮影した．

　さて，上記のような状況で図1の腹部単純X線写真をみせられたとしたら，皆さんの診断はいかがであろうか？「炎症所見も比較的軽度だし，腹部単純X線写真も大したことなさそうだから」と患者さんを帰宅させてしまうと，そのまま患者さんは自宅で命を失うことになるかもしれない．**この腹部単純X線写真を「大したことない」と判断するのは，明らかに誤診である**．図2以降にその解説を加えてみる．

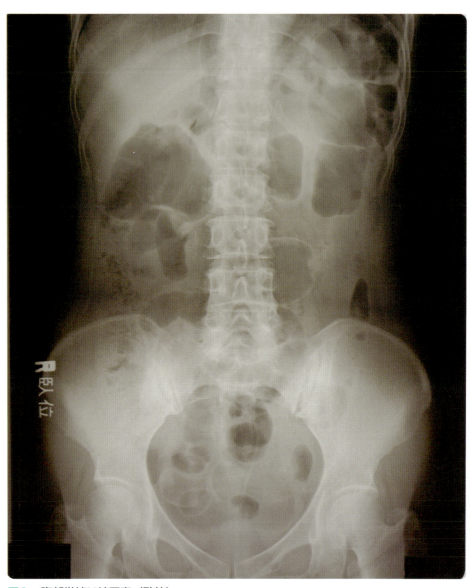

図1　腹部単純X線写真（臥位）

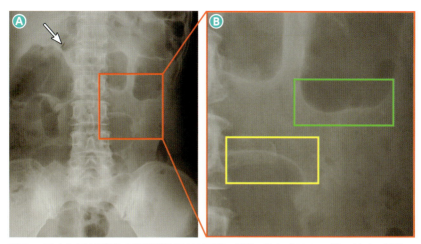

図2　図1と同じ臥位の腹部単純X線写真（Ⓐ）およびその一部の拡大（Ⓑ）

　図2Aの⇨で示すように，肝門部付近にfree airも認められるが，それよりも☐部分にご注目いただきたい．図2Bはその☐部分の拡大であるが，☐の部分が「ツボ！」で述べた腹部単純X線写真で認められる**正常の腸管壁**である．腸管壁の内側（内腔側）は空気と接しているため濃度差が大きく（空気濃度 vs. 軟部濃度）クッキリと明瞭に認められるが，腸管壁の外側（漿膜側）は脂肪と接しているため濃度差が小さく（脂肪濃度 vs. 軟部濃度）**その気になって集中してみれば認識できる**という感じである．ところが☐の腸管壁はどうであろうか？ その気になって集中しなくても腸管壁の内側も外側も両方が明瞭に認識できる．これは**腸管壁の外側にも空気，すなわち腹腔内free airが存在するからである．この「腸管壁の内側も外側も両方が明瞭に認識できる」**ことをRigler's sign（別名double-wall sign）とよび，臥位の腹部単純X線写真で**free airを見つける重要なサイン**である[10]．先ほど仮想の病歴として85歳男性と述べたが，それくらいの高齢者になると生体の反応が鈍化していて腸管が穿孔していても炎症所見が比較的軽度だったり，筋性防御もはっきりしなかったりすることがある．車椅子での生活で立位を撮るのが難しいので「まあ，いいか」と臥位だけの撮影だけで終わらせるとfree airを見落として，それが命取りになったりする．ぜひ，知っておきたいサインである．なお，前述の病歴は仮想のものであり，実際にはこの患者さんは立位の腹部単純X線写真も撮影してある．その**立位のX線写真**（図3）では，横隔膜下free airの存在が明らかである（⇨）．

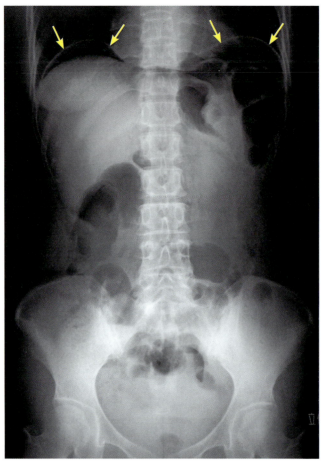

図3 腹部単純X線写真（立位）

まとめ

単純X線写真が認識できるのは5つの濃度であり，その違う濃度同士が接したときに陰影の輪郭が見える．その応用としてRigler's sign（double-wall sign）はぜひおさえておきたいツボ．

Part2 胸腹部領域

10 外傷パンスキャンCT読影のツボ

> 高エネルギー外傷の救急診療では全身CT（パンスキャンCT）を撮影し，「時間が勝負！」という観点から**3段階に分けて読影を行う**[2, 11]．**第1段階の読影（primary reading）**は3分程度で全身CTを読影する迅速読影であり，外傷の救急診療にかかわるすべての臨床医が熟知しておく必要がある．画像診断医にとってはprimary readingはあまり馴染みのない領域であるが，その存在を知っておく必要がある．また画像診断医がかかわる**第2段階の読影（secondary reading）**にも外傷パンスキャンCT独特の「ツボ」が存在する．本項ではprimary readingとsecondary readingを中心に，外傷パンスキャンCTの読影について述べる．

ツボ！

外傷パンスキャンCTの読影

- **primary reading，secondary reading，tertiary reading**の3段階に分けて読影する．
- **primary reading**はCT室のモニタを使用し，**撮影開始から3分程度**で読影する．
- primary readingは**FACT（focused assessment with CT for trauma）**とよばれ，超音波検査のFAST（focused assessment with sonography for trauma）に相当する．
- **secondary reading**は読影システムを利用して，**撮影開始から30分程度**で読影する．
- secondary readingでは**bleeding space**の概念に注意して読影する．
- **tertiary reading**は今回の外傷とは関係のない，急がない所見を検査当日中あるいは翌日までに読影する．

2009年のLancetに「外傷時に全身CTを撮影することで，予測生存者を上回る実際生存率が得られた」という論文が掲載されてから[12]，**外傷パンスキャンCT**が脚光を浴び，primary reading, secondary reading, tertiary readingの3段階読影が行われるようになった[2]．**外傷初期診療ガイドライン（Japan advanced trauma evaluation and care：JATEC）の第4版**[13] から**FACT**という用語が明記されるようになり，**超音波検査**での**FAST**に相当する．すなわちFACTとは緊急処置を要する項目だけを3分以内に評価することを指す．

■ primary reading

FACT，すなわちprimary readingは画像サーバに転送されたCT画像を気の利いた読影システムで読影するのではなく，**CT室で目の前に現れたCT画像を決められた順序で決められた項目を読影していく**（図1，表）．最初のCT画像が目の前に現れてから3分以内に読影を終了するというのは，高エネルギー外傷の患者さんをCT室から出したときに，**次にどこへ運ぶか**―①初療室に戻るのか，②血管内治療をするため血管造影室に運ぶのか，それとも③緊急手術のため手術室に

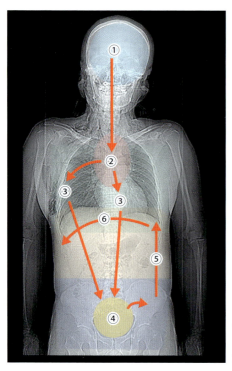

表　FACTでの読影の順序および項目

①頭部	緊急開頭を要するような粗大な**頭蓋内血腫**の有無
②大動脈	大動脈峡部を主体に**大動脈損傷**や周囲血腫の有無
③縦隔・肺	**心嚢血腫**，**血気胸**，広範な**肺挫傷**の有無
④骨盤	ダグラス窩（男性では**膀胱直腸窩**）の血腫の有無
⑤骨盤骨や腰椎	骨折や**周囲血腫**の有無（骨条件）
⑥上腹部	脾，肝，腎，膵，腸間膜の**臓器損傷**や**血腫**の有無

図1　FACTでのチェックポイント（スカウトビュー）
①〜⑥の順序で読影する．上腹部を最後にするところがポイント．
文献2より作成．

運ぶのか―といった方針を決めるための読影とイメージしてもらえばよい．

primary reading（FACT）は**表**のような手順で**読影する**[2, 11]．パンスキャンCT検査は頭部から骨盤に向かって撮影するため，最初にCT画像がモニタ画面に現れる頭部から評価する．

まず①**頭部**では緊急開頭を要するような**粗大な頭蓋内血腫の有無のみ**を確認し，「脳溝が1～2本高吸収になって外傷性くも膜下出血かもしれない」といった読影はsecondary readingにまわす．続いて②大動脈弓と下行大動脈との移行部，すなわち**大動脈峡部**を主体に**大動脈損傷や縦隔血腫**の有無を確認する（大動脈峡部は大動脈損傷の好発部位）．そして同じ胸部レベルである③**心嚢血腫，血気胸，広範な肺挫傷**の有無を評価する（心嚢血腫，血気胸は後述するfree spaceへの出血であり，超音波検査のFASTの評価項目でもある），次に**上腹部は飛ばして**骨盤の読影に入り，同じくFASTの評価項目でもある④**ダグラス窩**（男性では膀胱直腸窩）の血腫の有無を確認する．上腹部は評価項目が多く読影に時間がかかるが，上腹部のどこかに重要な出血があればダグラス窩/膀胱直腸窩に血腫を生じるという考え方から，上腹部は飛ばして先にダグラス窩/膀胱直腸窩を先に確認する．次に上腹部に戻るため頭側方向にスライスを上がりながら，⑤**骨条件にて骨盤骨や腰椎の骨折**，およびそれら**周囲血腫の有無**を評価する．そして残った時間（エキスパートであれば全部で3分のprimary reading読影時間のうち1分以上残っているかもしれないし，不慣れな人であれば20秒しか残っていないかもしれない）で，⑥**上腹部（脾，肝，腎，膵，腸間膜）の臓器損傷や血腫**をチェックする．

■secondary reading

secondary readingはCT画像がいったん画像サーバに飛んだ後に，読影ビューワーソフトを使いながら電子カルテ上で主治医が，あるいは読影端末で画像診断医が至急読影として30分程度で読影する．ダイナミックCTで動脈優位相と遅延相を比較して**extravasation**（造影剤の血管外漏出）があるかどうか，といった読影はsecondary readingになる．**腹腔内free airの有無**ですらprimary readingではなくsecondary readingで読影する項目になる（外傷性の消化管穿孔自体が稀ではあるが）．要するに「10～20分後には急変してしまう」ような所見のみをprimary readingで読影し，30分後に読影すればよいものはsecondary readingでという感じである．

secondary readingにおいて重要なのが**bleeding space**の概念である（**図2**）．同じ出血でも，それが生じた部位や年齢により緊急性が異なる．**若年者の筋肉**の

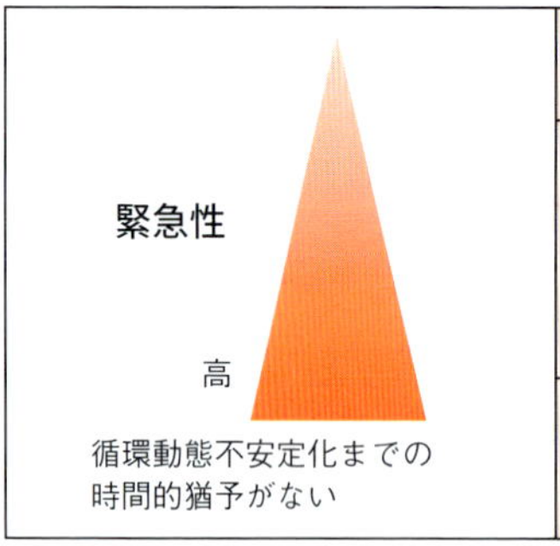

	tight space	若年者の筋肉内 肝実質内・被膜下
緊急性	loose space	後腹膜腔 縦隔 皮下 高齢者の筋肉内 脾実質内・被膜下
高 循環動態不安定化までの 時間的猶予がない	free space	胸腔，心膜腔 腹腔 高齢者の後腹膜腔

図2 bleeding space
同じ出血でも，それが生じた部位や年齢により緊急性が異なる．
文献2より引用．

ように組織構築がtightな部位では自然止血が十分に期待されるのに対して（**tight space**），後腹膜や縦隔のように組織構築がややlooseだと止血されにくくなる（**loose space**）．さらに**胸腔，心膜腔や腹腔**などでは圧迫止血的な効果がほとんど期待されず（**free space**）最も緊急性が高いため，まずこの**胸腔，心膜腔や腹腔内の出血をFACTやFASTで見つける**のだ．若年者の筋肉と並んで，**肝臓**もtight spaceに分類されているが，**脾臓**は軟性構造のため圧迫止血が効きにくくloose spaceとなる．**脾臓はちょっとした外傷**（例えば転倒して腹部を打撲したなど）**でも血腫を形成しやすい**．そして**年齢も重要**で，同じ筋肉でも**若年者**はtight spaceになるが，**高齢者**では1段階上のloose spaceになる．また後腹膜腔は通常はloose spaceであるが，高齢者ではfree spaceになる．さらにDIC（disseminated intravascular coagulation：播種性血管内凝固症候群）などの**凝固障害を合併すると若年者の筋肉内でも止血されにくい**など，bleeding spaceの概念だけでは説明しにくくなるので注意が必要だ．

■tertiary reading

tertiary readingは外傷とは直接関係のない急を要さない所見の読影であり，検査当日中あるいは翌日にでも読影すればよい．例えば「腎臓に充実性腫瘤が疑われる」といった所見をtertiary readingとして読影する．

■3段階読影の考え方

昔は重症の外傷患者さんは厳重に経過観察をして急変したら，「急変した．心臓マッサージ！」「ボスミン®静注！」とやっていたわけであるが，急変してから対処するのではなく，急変しそうな異常所見を事前に捉えて処置することで急変

を防ぐ，すなわち「preventable trauma shock」や「preventable trauma death」は**未然に防ぐ**という考え方がこの3段階読影の根幹にあるといえる．つまり高エネルギー外傷の治療は「時間が勝負」なので30分かけて読影をする前に，まず3分間で急変しそうな異常だけを拾い上げましょう，という考え方である．

まとめ

外傷パンスキャンCTの読影は3段階に分けて行う．primary reading（FACT）では決められた項目を決められた順序で3分程度で読影する．secondary readingは30分程度で外傷に関連した重要な所見をすべて拾い上げる．急がない所見はtertiary readingとして後でゆっくり読影する．

Part2 胸腹部領域

Number 11 限局性脂肪肝と肝転移の鑑別は in phase 画像と opposed phase (out of phase) 画像で解決!

肝転移や骨転移の有無を確認するためCTやMRIを施行することは日常茶飯事である．しかし「いかにも肝転移や骨転移のように見える」が，じつは全くの良性，あるいは正常状態ということがあり，そのようなケースで「転移があるので治療しましょう」と説明してしまったら，ヤブ医者のレッテルを貼られてしまう．そのような窮地を救ってくれるのが in phase 画像と opposed phase 画像である．本項ではその有用性について一緒に考え，また脂肪含有の検出とは別の利用法である long TE としての使用法についても述べる．

ツボ！

in phase 画像と opposed phase 画像の使い方

- in phase 画像と opposed phase 画像は，TE（echo time：エコー時間）のみ変化させ，ほかの条件を同一にして撮像したグラジエントエコー法の画像である．
- 病変が部分的に<u>脂肪を含有</u>していると，in phase 画像に比して <u>opposed phase 画像で信号が低下</u>する．
- 上記の信号低下の有無により，<u>肝転移と限局性の脂肪肝</u>，<u>骨転移と red marrow reconversion（赤色髄再転換）</u>の鑑別が可能．
- in phase 画像と opposed phase 画像のどちらの <u>TE が長いか</u>に着目すれば，ヘモジデリンなどの<u>鉄沈着や磁性体かどうかの判断</u>に有用な情報も得られる．

■ in phase 画像と opposed phase 画像の違い

臨床で用いられる MRI 装置は人体のプロトンを画像化しているが，そのプロトンには2種類ある．脂肪プロトンと水プロトンであり，**基本的に脂肪組織は脂肪プロトン，脂肪以外の組織は水プロトンからなる**．この2種類のプロトンはそれぞれ異なった速度でコマの歳差運動のような回転運動をしているため，時間のタイミングによって2種類のプロトンが同じ方向を向いたり，正反対方向を向いた

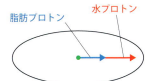
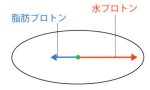

図1　in phase画像とopposed phase画像
あるTEにおいて水プロトン（→）と脂肪プロトン（→）とが同じ方向を向くタイミングで撮像されたのがin phase画像（A），両者のプロトンが正反対方向を向くタイミングで撮像されたのがopposed phase画像（B）である．
文献2より引用．

りする．すなわちTEを調節して脂肪プロトンと水プロトンとが同じ方向を向くタイミングで撮ったのが**in phase画像**，正反対方向を向くタイミングで撮ったのが**opposed phase（out of phase）画像**である（図1）．その正反対方向を向くタイミングで撮った画像については，一般的に臨床系の雑誌ではopposed phase画像という用語が用いられ，MRIの専門家や基礎分野ではout of phase画像という用語が使用されることが多い．筆者も長らくout of phase画像という用語を使用しており，「in」の反対語という意味で「out」という用語はわかりやすい．しかしながら厳密には「in（水プロトンと脂肪プロトンの成す角度が0°）」以外はすべて「out（0°以外の120°や240°なども）」という解釈も成り立つため，両者のプロトンの成す角度が180°（正反対の向き）という意味では「opposed」という表現の方が正確と思われる．したがって以下，本書ではopposed phase画像という用語を使用する．

　in phase画像では水プロトンと脂肪プロトンが同じ方向を向いているため力を合わせて信号を上昇させることになるが，opposed phase画像では両者が正反対方向を向いているため信号を互いに打ち消しあうように働く．結果として**病変が脂肪を含んでいると，in phase画像に比してopposed phase画像では信号が低下する**ことになる[3]．すなわちin phase画像とopposed phase画像を比較することにより，通常の脂肪抑制MRI画像やCTでも検出できないような微量の脂肪を検出することが可能となる．

■ **in phase画像とopposed phase画像を用いた鑑別**

　図2の症例は胃癌（Stage ⅢB）の術後1年目に生じた肝の低吸収域で，CTでは画像診断の専門医がみても「肝転移疑い」と報告書を記載するような所見であ

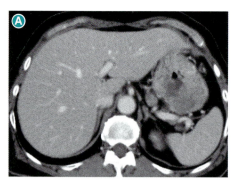
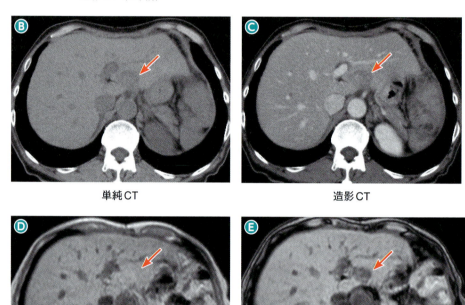

図2　in phase画像とopposed phase画像で肝転移の誤診を防ぎうる症例
60歳代女性．約1年前に胃癌（Stage ⅢB）にて胃全摘出術を受けた．手術直前である約1年前のCT（Ⓐ）では認められなかった低吸収域が，経過観察のCT（Ⓑ, Ⓒ）にて肝S2に出現している（→）．本来ならば肝転移が疑われるところであるが，同時期のMRIでは肝S2病変はin phase画像（Ⓓ）に比してopposed phase画像（Ⓔ）で明らかな信号低下を示しており，（脂肪を含有していることになるため）胃癌の肝転移としてはおかしい．同病変は限局性の脂肪肝であった．

る．ところがMRIのin phase画像とopposed phase画像からこの領域は脂肪を含んでおり，「胃癌の肝転移としては明らかにおかしい！」ということになる．本例は進行胃癌の術後1年目という最悪の（？）タイミングで生じた限局性の脂肪肝であった．

「in phase画像とoppose phase画像が転移という誤診を防ぐ」という意味では，骨転移も同様である．red marrow reconversionがときにルーチンMRI画像のみでは骨転移と区別つかない所見を呈することがあるが，**骨転移が**（原発が脂肪肉腫などといった例外を除き）**脂肪を含まないのに対して，red marrow reconversionでは脂肪髄をある程度含むため，両者はin phase画像とopposed phase画像を用いれば多くの例で鑑別可能である．**

■ long TE としての使い方

in phase画像とopposed phase画像のもう1つの応用として，「long TE」としての使い方がある．**in phase画像とopposed phase画像とはTEを変化させて撮像しているため，必ずどちらかがTEが長い「long TE」の画像となる．**1.5T装置ではin phase画像が「long TE」となるが，3T装置の場合は最初のopposed phaseのTEはリンギングアーチファクトが出現しやすいため，2回めのopposed phaseのタイミングのTEで撮像することが多い．この場合はopposed phase画像が「long TE」となる．

ヘモジデリンなどの鉄沈着，あるいは（一見すると普通の低信号結節のように見えても）**異物などの磁性体**が低信号になっている場合は，**磁場の不均一が原因で低信号になっているため「long TE」の画像でその低信号の程度が強くなったり範囲が大きくなったりする．**よってin phase画像とopposed phase画像とを比較することで「ヘモジデリン沈着がある」とか「一見すると低信号の結節に見えるが，これは腫瘍性病変でなく異物（磁性体）だ！」という判断ができるようになる．これは「脂肪含有の検出」としてのin phase画像/opposed phase画像の応用とはMRI原理上まったく異なる使用方法で，ここまでできるようになればMRI読影の上級者といえる．

まとめ

in phase画像とopposed phase画像は肝転移や骨転移の誤診を防ぐ「最後の砦」．また「long TE」としての応用もできるようになればMRI読影の上級者．

Part2　胸腹部領域

Number 12　こんなイレウスには要注意
～食餌性イレウスや化学反応による管腔閉塞～

> 食餌性イレウスは，「目の前にイレウスの原因が見えているのに，その原因を見落としやすい」イレウスの代表例である．その診断のポイントについて述べるとともに，化学反応が発症に関与している柿胃石イレウスをとり上げ，併せて化学反応や薬剤が関与したほかの管腔閉塞についても紹介する．

ツボ！

食餌性イレウスのキホン

- 食餌性イレウスとは**食物残渣による腸管閉塞**であるが，閉塞部位は「食物残渣」であるため，「普通の腸内容」と誤認されて一見すると異常所見と気づかれないことも多い．
- 食餌性イレウスの診断ポイントは「small-bowel feces sign」にある．
- 食餌性イレウスの代表例であり，その発症に化学反応がかかわるものとして**柿胃石イレウス**がある．胃部分切除後に柿胃石イレウスが起こりやすいが，これを**癒着性イレウスと誤認してはならない**．
- 柿胃石イレウス以外にも**化学反応や薬剤が関与した管腔閉塞**がいくつかあり，臨床的に落とし穴になりやすいため注意が必要．

■ 見えているのに気づかないイレウス

　食餌性イレウスとは食物残渣による腸管閉塞であるが，その閉塞部位は「食物残渣」であるため，一見すると「普通の腸内容」と誤認されて異常所見と気づかれないことも多い．その診断の鍵は「small-bowel feces sign（小腸内糞便サイン）」にある．small-bowel feces signとは小腸内腔に大腸内容，すなわちガスを含んだ糞便（feces）のような内容物が認められることを指す[14, 15]．feces（糞便）は大腸の内容物なので小腸に存在していたらおかしいはずであるが，「日頃見慣れている普通の腸内容」の画像所見でもあるため，CT画像などをサッと眺めたとき

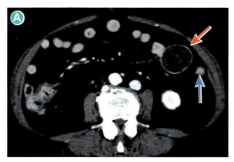

造影 CT（横断像）

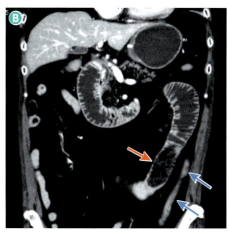

造影 CT（冠状断再構成像）

図　食餌性イレウス（柿胃石疑い）

70歳代女性で約9年前に胃癌の手術歴あり．1週間前より便秘があり，やがて嘔吐や腹痛も出現したためCTを施行．横断像（軸位断像）の造影CT（Ⓐ）では，腹部左側に一見すると単なる糞便のような腸内容の所見が認められるが（➡），これが小腸であることに気づくことが重要である．➡ は下行結腸．冠状断再構成像（Ⓑ）では，食物残渣の塊が空腸を閉塞している様子が明らかである（➡）．本例はイレウス管による保存療法のみで軽快したが，日頃好んで柿を摂取しており柿胃石によるイレウスと考えられた．

に「あ！異常所見，見つけた」と直感的には感じにくい．発想を転換して「これは一見するとただの腸内容のように見えるが，小腸に存在するのでおかしいのではないか？」という風に疑問を感じることが大切である．いったん疑問を感じれば冠状断や矢状断などさまざまな断面で観察して，それが腫瘤状になって口側の小腸が拡張していれば食餌性イレウスの診断へと導くことができる（図）．ただしsmall-bowel feces signは絶対的なものではなく[16]，**水分を摂らずに乾いた食物のみ摂取しているような場合にも生じうるsignであるため，あくまで異常を疑う「きっかけ」として利用する**とよい．

■ 食餌性イレウスの代表例：柿胃石イレウス

柿胃石イレウスは食餌性イレウスの代表例であり頻度も多い．**柿のある種の成分と胃酸とが化学反応を起こして固まりやすくなり**[17]，柿胃石を形成する．本来ならば柿胃石は胃のなかに留まることが多いが，**胃切除の既往があると容易に小腸に移動して小腸イレウスとなる**．同じ胃切除でも**全摘**の場合は胃酸があまり出ないため柿胃石自体が形成されにくく，胃**部分**切除の場合に柿胃石イレウスが起

こりやすいとされている．柿胃石イレウスは閉塞症状が軽快した後も食事指導が必須であるため，胃切除後だからといって安易に**癒着性イレウス**と診断しないことが肝要である．

■その他の化学反応や薬剤が関与した管腔閉塞

柿胃石イレウスはその発症に「化学反応」がかかわっているという点でたいへん興味深いが，化学反応や薬剤が管腔閉塞にかかわるケースはほかにもあり，それらは診断上の落とし穴になりやすい．例えば**第3世代セフェム系抗菌薬であるセフトリアキソン**（商品名としてはロセフィン®など）を投与すると，そのうち血中でアルブミンと結合していない成分が一部で胆汁排泄され，胆管や胆嚢で泥状に固まってCT，MRCPや超音波検査で胆石と類似の所見を呈する（**偽胆石症**）[18]．それらの一部は胆石症と同様の症状や血液生化学的所見を呈するが，**セフトリアキソンの投与を中止すれば自然に軽快**する．このセフトリアキソンは同様の機序で尿管にも結石のような所見を呈することがあるとされる．

またAIDS治療薬でプロテアーゼ阻害薬である**インジナビル**は，尿管で析出して尿管閉塞をきたすことがあるが，**ほかの尿管結石と違ってCTで高吸収にならない**[19]．症状と尿管拡張からそのことを類推し，**該当薬剤を変更することが重要**である．

さらに管腔閉塞ではないが化学反応が発症に関与する腹部疾患として，**漢方薬による腸間膜静脈硬化症**（mesenteric phlebosclerosis）があげられる[20, 21]．主に**山梔子**（サンシシ）を含む漢方薬（茵蔯蒿湯，黄連解毒湯，辛夷清肺湯，加味逍遙散などが代表例）が経口投与されると，大腸にて腸内細菌由来の酵素と化学反応を起こし，生成された物質が大腸粘膜から吸収されて静脈に運ばれることで**静脈壁に線維性肥厚と石灰化をきたす**[20]．**長期間**（一般に5年以上）**の漢方薬内服**により生じ，画像上は腸間膜静脈の「**線香花火様の石灰化**」が特徴的である．右半結腸に好発し，**大腸粘膜にも異常所見をきたす**ため，他病変と誤認されて治療されることもあり注意が必要だ．**該当する漢方薬内服を中止することで病変は改善**する．

> **まとめ**
>
> 　見落としやすいイレウスとして食餌性イレウス，そして化学反応がかかわる柿胃石イレウス，また落とし穴になりやすい化学反応や薬剤による管腔閉塞には要注意．

Part2 胸腹部領域

Number 13 「nonsurgical pneumoperitoneum」に注意！
～開腹手術は必要ない腹腔内 free air～

腹腔内 free air は大半が消化管の穿孔によるものであり，腹痛や炎症所見もあれば緊急開腹手術！というのがお決まりのコースである．しかしながら**開腹手術が必要ない腹腔内 free air** というものがあり，総称して「**nonsurgical pneumoperitoneum**」とよばれる[22〜27]．開腹手術が必要ない患者さんに開腹手術を行うことは極力避けたいところであり，nonsurgical pneumoperitoneum はしっかり押さえておきたい．

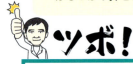

「nonsurgical pneumoperitoneum」の原因

- **女性生殖器**を介する経卵管性の経路
- **縦隔**から食道裂孔などを介する経路
- **医原性**に腹腔内に挿入される場合
- その他：抜歯や扁桃腺切除後，スキューバダイビング後など[22]

■ free air の原因

「消化管の穿孔がないのに腹腔内 free air がみられる」とはどのような場合であろうか？

まずは**女性生殖器**を介して経卵管性に腹腔内に air が侵入する経路があげられる[22, 23]．膣のなかにある程度の air がありながら，膣の出口が塞がれて，かつ繰り返し圧迫されると，逃げ道を失った air が子宮から卵管を介して腹腔内に入るという経路が推察されている．具体的には**乗馬，knee-chest exercise，婦人科的内診，性交**などがあげられる．それ以外にも女性生殖器の**感染**で air が生じた場合も同じ経路で腹腔内に入りうる．このようなケースでは膣あるいは子宮の腔内にも air が観察されることが多い（**図**）．

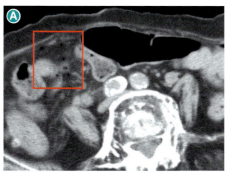
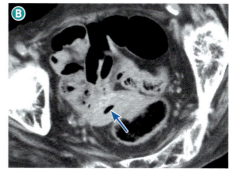
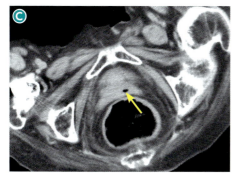

図 nonsurgical pneumoperitoneumの一例（単純CT，脂肪条件）

90歳代女性で発熱を主訴に来院．下腹部レベル（🅐）では，腸間膜を主体に複数の小さな腹腔内free airが認められる（□）．骨盤部レベル（🅑，🅒）では，子宮（➡）および腟（▷）の腔内にもairが認められる．本例は消化管穿孔はなく，女性生殖器の感染により生じたairが腹腔内に移動したものと考えられた．

外傷，**感染**，**陽圧人工呼吸**などさまざまな原因で**縦隔気腫**が存在する場合も，縦隔と腹腔内とは食道裂孔などを介して連続しているため，縦隔のairが腹腔内に入りうる[22, 23]．また，**腹腔穿刺**や**腹膜透析**といった医療行為で**医原性**に腹腔内にairが入るのは容易に理解できる．**抜歯**や**扁桃腺切除**などでも頸部に生じたairが腹腔内に入るとされており[23]，頸部から縦隔を介して腹腔内に入るのではないかと考えられる．それ以外に**スキューバダイビング後**に腹腔内free airが生じるという報告もある[22]．

■消化管穿孔との鑑別

nonsurgical pneumoperitoneumの腹腔内free airは**少量のことが多く**，消化管穿孔との鑑別の一助になるかもしれない．しかしながら多量の腹腔内free airで急性発症の腹痛と炎症所見があったにもかかわらず，結果的にnonsurgical pneumoperitoneumであったという例も報告されており[24]，注意が必要だ．

なお,「nonsurgical pneumoperitoneum」は別名「idiopathic pneumoperitoneum」[24, 25],「spontaneous pneumoperitoneum」[22, 25]ともよばれるが,女性生殖器や縦隔を経由するなど原因が判明している場合は「idiopathic」や「spontaneous」という呼称は適当とはいえず,「開腹手術の適応でない」という意味で「nonsurgical」という総称が最も適していると考えられる.

まとめ

　腹腔内 free air があるのに,「消化管穿孔としてはちょっと非典型的」と思ったら,まずは女性生殖器や縦隔にも air がないかを確認する.「nonsurgical pneumoperitoneum」の知識を備えて,必要のない開腹手術はなるべく避けよう.

Part2 胸腹部領域

脾臓の機能は「FISH（お魚）」で覚え，そこから病態を想起する！

> 腫瘍，外傷，局所感染や血管性疾患は別として，それ以外の状況において脾臓に異常を見つけた場合，その病態を想起することはなかなか容易でないことも多い[28, 29]．それは脾臓自体が「どういう機能をもった臓器か？」ということがわかりにくいことに起因している．まずは**脾臓のもつ主な4つの機能を「FISH（お魚）」の語呂合わせで覚え，そこから脾臓に生じた病態を想起**していくとよい．

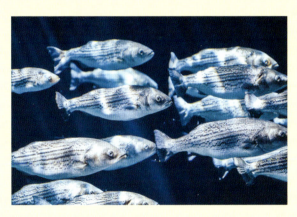

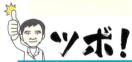

脾臓のもつ4つの主な機能を「FISH」の語呂合わせで覚える

- F：filtration（濾過機能）
- I：immune function（免疫機能）
- S：storage（貯蔵機能）
- H：hematopoiesis（造血機能）

以下に「FISH」に沿って脾臓の機能について概説する[30]．

■F：filtration（濾過機能）

脾臓の濾過機能（filtration）とは，**不要物を処理するいわば「スクラップ工場」**のような機能である．例えば**老化して機能していない赤血球の処理**を行う．

この機能を考えれば，遺伝性球状赤血球症や自己免疫性溶血性貧血で**処理すべき赤血球が増加して脾腫が生じる**ことが理解できる．また脾臓では老化した赤血球のみならず**細菌や寄生虫なども処理・除去**しており（これも濾過機能），マラリアなどの原虫，寄生虫感染や敗血症など**全身性感染症で脾腫が起こる**ことが理解できる．**脾機能亢進症において汎血球減少**が生じるのも，「スクラップ工場」としての機能が過剰になっているからである．

■I：immune function（免疫機能）

脾臓の結合織成分を除いた実質成分の約20％が**白脾髄（リンパ組織）**，約80％は**赤脾髄（赤血球などの血液成分）**から成るとされるが[31]，そのうち**白脾髄であるリンパ組織が主に免疫機能（immune function）を担う**．

具体的にはリンパ節と同様に特異的免疫反応に関与し，B細胞やT細胞を成熟させIgMの産生を行ったり，それ以外にも補体の副経路の活性に重要なproperdinやインターロイキンの産生，また顆粒球の貪食を促進するtuftsinの産生などを行っているとされる[30]．脾摘後に重症感染症を合併することがあるのは，この脾臓の免疫機能が失われるためであるともいわれている．また**特発性血小板減少性紫斑病**ではこの脾臓の免疫機能が誤作動して血小板に対する自己抗体が産生されるとも言われており[30]，血小板が脾臓で破壊されるため特発性血小板減少性紫斑病で薬剤コントロールが困難なケースでは，治療法として脾摘が考慮される．

■S：storage（貯蔵機能）

脾臓では，血小板や鉄などの**貯蔵**や**捕捉**（つかまえる）を行っている．**血小板**は健常人では約30％が脾臓に捕捉されているが，**門脈圧亢進症で脾腫がある場合には90％近くが脾臓に捕捉される**ともいわれ[30]，結果として**血中の血小板が減少する**（図）．

ヘモジデローシスでは脾臓への**鉄**の貯蔵量が増加するため，T2*強調画像のMRIで脾臓の信号が低下する．また脾臓では病的状態において増加した**異常物質の貯蔵**も行うため，**アミロイドーシスやGaucher病，Niemann-Pick病**といった症例で脾臓の腫大が認められる[28, 29, 32, 33]．

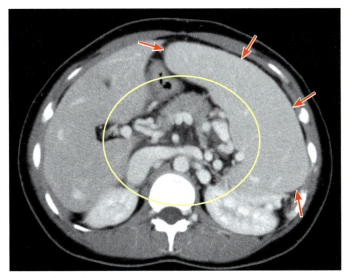

図　門脈圧亢進症
20歳代女性．門脈圧亢進症による著明な脾腫があり（➡），側副血行路の発達も目立つ（◯）．本例では血中の血小板が38,000/μLと減少していた．

■ H：hematopoiesis（造血機能）

　脾臓は**胎児期**では**赤血球の産生**も行っているが，生後その機能は失われ成人ではリンパ球とマクロファージの産生を行っているとされる[30]．しかしながら**骨髄が広範囲に障害されるような病的状態**では，胎児期における脾臓の造血能が復活する（**髄外造血**）．脾臓の髄外造血は，腹部画像診断におけるポイントの1つといえるが，**活動性**の造血巣ではMRIで**骨髄球**を反映した信号パターンをとり，**非活動性**の造血巣では**脂肪髄**や**鉄沈着**を反映した信号パターンをとる．脾臓の髄外造血は腫瘤を形成することで有名であるが，実際には**びまん性脾腫大**の画像所見を呈することも多い．

まとめ

　脾臓の機能はFISH，すなわちfiltration, immune function, storage, hematopoiesisで覚え，そこから病態を想起する．

Part2 胸腹部領域

Number 15 peribiliary cyst
〜胆管拡張と間違えるな！〜

peribiliary cyst（胆管周囲嚢胞）は画像診断医であれば誰もが知っている疾患だが，一般の臨床医や超音波検査士の諸氏にはまだ十分に知れ渡っているとはいえない．「胆管拡張疑い」，「悪性腫瘍による胆管拡張も否定できない」という名目で検査漬けにするのは，患者さんにとって不利益であり，精神的な苦痛も与えてしまう．最初に超音波検査やCTで肝門部胆管に限局した胆管拡張様の所見をみた時点で「peribiliary cystではないか？」と感じることが大切で，次に行う検査はMRCP（magnetic resonance cholangiopancreatography）のみである．MRCPオーダー時に画像診断医へのメッセージとして「peribiliary cystか胆管拡張かの鑑別を」と一言添えていただければ完璧である．本項ではperibiliary cystの疾患概念と特徴を中心に述べる．

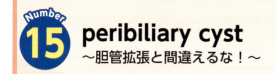

peribiliary cyst（胆管周囲嚢胞）のキホン

- peribiliary cystは肝門部の胆管（文献的には胆管2〜5次分枝とされる）に存在する**胆管周囲腺**（peribiliary gland）の出口が詰まって生じた**貯留嚢胞**（retention cyst）である[34, 35]．
- **慢性肝疾患**[34〜36]，**胆道感染**[34]，**成人型多嚢胞腎**[37]などにperibiliary cystは合併しやすいが，それらの基礎疾患がなくて生じるケースも多い．
- 通常は**数十個の嚢胞が胆管やグリソン鞘に沿って数珠状に認められる**ため[34]，一見すると超音波検査やCTで肝門部胆管の拡張と見誤られることがある．
- peribiliary cystかどうかの確認に**必要な検査はMRCPのみ**であり，それ以上の画像検査は必要ない．

peribiliary cystの画像所見の確立には，故 板井悠二教授の業績に依るところが大きい[34, 35, 37]．頻度が非常に多い疾患で日常の画像診断でしょっちゅう遭遇するが，健診の超音波検査などで「肝門部胆管の拡張疑い」という理由で画像的な精査にまわってくる．理想的には健診の超音波検査の段階でperibiliary cystを疑っていただき，X線被曝のあるCTは避け，ダイナミックMRIもすることなく**MRCP検査のみをオーダー**していただければ，被曝や医療コストの無駄なく診断を確定できる．

peribiliary cystは**胆管周囲腺**（peribiliary gland）の出口が詰まって分泌液が貯留した**貯留嚢胞**（retention cyst）である[34, 35]．すなわち子宮頸部のナボット嚢胞や外陰部のバルトリン腺嚢胞の親戚である．胆管周囲腺が存在する肝門部の胆管（文献的には胆管2～5次分枝）に浮腫などの病態が生じれば出口が狭くなり分泌液が排出されにくくなるため，**慢性肝疾患**や**胆道感染**でperibiliary cystが生じるということが理解できる．胆管壁の浮腫はある程度の範囲に生じるため，通常1つの腺のみにperibiliary cystが生じるということは少なく，**嚢胞が数珠状に並んで形成される**．これが「数珠状の胆管拡張」と見誤ることになるが，**個々の嚢胞が大きい場合**はこの疾患を知っていればCTでもperibiliary cystと診断できる．しかしながら**小さい嚢胞が見事に線状に並んだ場合**はCTでも肝門部胆管拡張との鑑別が難しいことがあり，このようなときはMRCPが役立つ（**図**）．**peribiliary cystは放置可能な病態**であるため，器質的な胆管拡張と鑑別する意義は大きい．

また，成人型多嚢胞腎，すなわち**ADPKD**（autosomal dominant polycystic kidney disease：常染色体優性多発性嚢胞腎）にperibiliary cystが合併することが知られている．腎不全になれば胆管壁の浮腫でも説明がつくのかもしれないが，もともと「polycystic liver」として肝臓に先天性嚢胞を生じる病態であり，また**剖検例ではADPKDの100％にperibiliary cystが認められる**とも報告されていることから[38]，先天性素因の関与も示唆される．ただしperibiliary cystの検出に鋭敏なMRCPで観察していると，ADPKDや慢性肝疾患，胆道感染といった**基礎疾患のない人にもかなりの頻度で認められる**ため，そういう基礎疾患のない偶発的に遭遇するperibiliary cyst症例を「胆管拡張があるので悪性腫瘍の疑いあり」と誤認しないことの方がはるかに重要である．

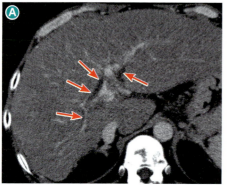
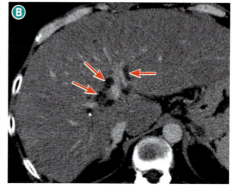
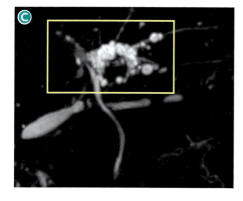

図　peribiliary cyst
CT（Ⓐ，Ⓑ）にて肝門部胆管の拡張が疑われ（→），精査のためMRCPが施行された．MRCP（Ⓒ）では胆管自体の拡張ではなく，多数の小囊胞が数珠状に連なっている様子が明瞭である（□）．

　peribiliary cystでは**肝門部胆管が嚢胞で圧迫されても血清ビリルビン値は上昇しない**．「肝門部胆管の拡張が疑われ，黄疸がないので」ということでDIC（drip infusion cholangiography：点滴静注胆道造影）–CTをやってしまうと，**DIC造影剤は嚢胞には移行しないので，一見すると「広狭不整があるような肝門部胆管拡張」というDIC-CT所見になってしまい，硬化性胆管炎などと紛らわしい像を呈したりする**．比較的副作用が生じやすいとされるDIC造影剤をわざわざ使用して診断が混迷していたのでは，何をやっているのかわからなくなる．くり返しになるが画像診断はMRCPだけで十分である．

　peribiliary cystは経時的にフォローしても大きさや形状は変化しないことが多いが，**慢性肝疾患に合併**している場合はその**原疾患の増悪**に伴って（胆管壁やその周囲のグリソン鞘の浮腫が増悪するためと思われるが）**peribiliary cystも増大**することが報告されており[34]，注意が必要だ．

まとめ

　peribiliary cystは一般の臨床医はもちろん，腹部の超音波検査を担当する技師諸氏にもぜひ熟知していてほしい病態である．肝門部胆管に限局した胆管拡張様の所見をみた場合，血清ビリルビン値が正常であれば本症の可能性も念頭に置き，MRCPで確認する．患者さんに「胆管拡張があり，悪性腫瘍も否定できない」といった説明を安易に行うことは控える．

Part2 胸腹部領域

Number 16 肝区域のCouinaud分類をマスターする

本項ではCT, MRIや超音波検査などの画像診断において頻繁に用いられる肝区域のCouinaud分類のツボについて概説する．併せて肝臓を専門とする臨床医が用いるS8dorとS8vent, S4supとS4infについても解説を加える．

ツボ！

肝区域のCouinaud分類

- 肝静脈が下大静脈に注ぐレベルでは，**右肝静脈より後方（背側）をS7，右肝静脈と中肝静脈の間をS8，中肝静脈と肝鎌状間膜の間をS4**とする（図1）．
- 肝門部レベルでは，**Cantlie線の右側がS5，左側がS4**である（図2）．Cantlie線は胆囊窩と下大静脈を結ぶ線であるが，遊走胆囊の症例以外では**Cantlie線≒胆囊**と解釈して差し支えない．
- 基本的には**門脈の枝を追っていき最終的な区域を決定**する．
- S8は腹側の**S8vent**と背側の**S8dor**に，S4は上方の**S4sup**と下方の**S4inf**に分類する．

　肝区域のCouinaud分類は日常の画像診断で頻繁に使用する．病変がどの区域に存在するかを正確に示すことは，手術などの治療手技を行う臨床医にとって重要な情報である．

　Couinaud分類の軸位断像（横断像）における全体像を図3に示す．肝区域のCouinaud分類は前述の**肝静脈，肝鎌状間膜，Cantlie線**といったものを目安とするが，**最終的には個々の門脈枝を追跡していって決定する**．門脈右枝は前区域枝と後区域枝にわかれ，前者はP5（S5の門脈）とP8，後者はP6とP7に分岐する．門脈左枝は鎌状間膜近傍に到達するとP2が分岐し（図3C →），鎌状間膜の中を走り終わったところで左側にP3（図3E →），右側にP4が分岐する．肝外側区域ではおおむね**後上方がS2，前下方がS3**となるが，より正確には病変がP2とP3

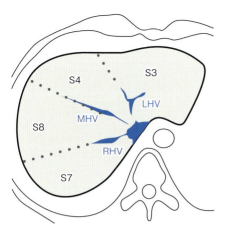

**図1　肝区域のCouinaud分類
（肝静脈が下大静脈に注ぐレベル）**
RHV：右肝静脈，MHV：中肝静脈，LHV：左肝静脈
文献1より引用．

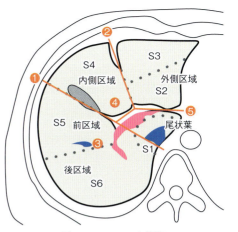

**図2　肝区域のCouinaud分類
（肝門部レベル）**
区域診断のポイントとなる❶，❷，❹，❺の4つの裂溝が"H"の文字を描くように存在する．❶Cantlie線，❷肝鎌状間膜，❸右肝静脈主幹，❹肝門，❺静脈管索裂
文献1より引用．

の枝のどちらに属しているかで決定する．S8とS4はその範囲が広いため，S8ventとS8dorおよびS4supとS4infにそれぞれ分類するが，それも門脈枝を追跡して決定する．P8から腹側（ventral）に向って分岐する枝がP8vent，背側（dorsal）に向って分岐する枝がP8dor，P4から上方（superior）に向かう枝がP4sup，下方（inferior）に向かう枝がP4infである．

まとめ

肝区域のCouinaud分類は，治療の指標として何よりも正確に診断することが重要．肝静脈，肝鎌状間膜，Cantlie線を目安としつつも最終的には門脈の「枝ぶり」を追っていって決める．S8はS8ventとS8dor，S4はS4supとS4infに分ける．

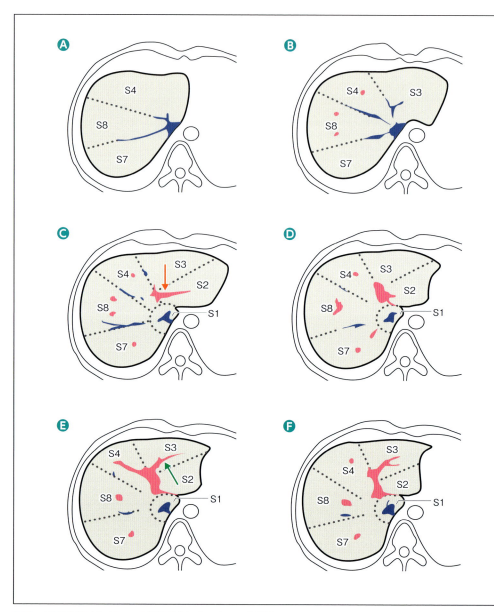

図3 軸位断スライスでの肝区域のCouinaud分類
■：下大静脈および肝静脈，■：門脈　頭側から尾側に向かって🅐→🅕の順．
文献1より作成．

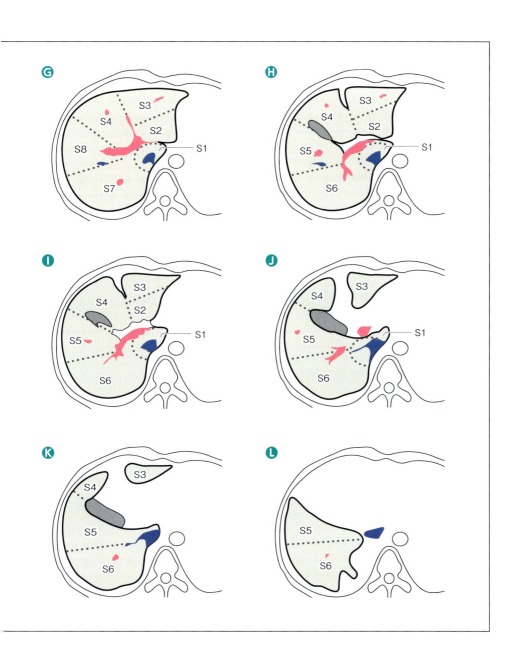

Part2 胸腹部 領域

Number 17 卵巣腫瘤（骨盤腫瘤）の鑑別①
ステンドグラス腫瘤

> 卵巣腫瘤/付属器腫瘤の鑑別は,「画像診断」における「永遠のテーマ」の1つともいえ,その鑑別には多くの知識と経験,スキルが必要である. ❶〜❷の4項目では,著者オリジナルの考え方を盛り込んだ鑑別のツボを紹介する. まず本項では,「ステンドグラス腫瘤」の鑑別について述べる.
>
> ※なお「卵巣腫瘤」,「付属器腫瘤」,「骨盤腫瘤」という3つの用語が登場するが,鑑別診断が卵巣由来に限られる場合は「卵巣腫瘤」,卵巣以外の付属器（卵管や子宮広間膜など）も含まれる場合は「付属器腫瘤」,さらに子宮由来（外方性発育を示す筋腫など）や婦人科領域以外も含まれる場合は「骨盤腫瘤」という用語を使用している.

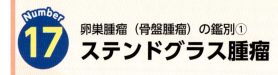

ステンドグラス腫瘤の鑑別

- ステンドグラス腫瘤をきたしうる疾患は,語呂合わせでSTEMD Glass,すなわち「STEMD G」と覚える（表）[3].
- 「STEMD G」のうち根幹となる部分がSTEMで（stemは「幹」の意）,その子音,すなわち「S」,「T」,「M」は覚えるべき病変が2つずつある（ただし本家本元であるmucinous cystic tumorは除く）.
- ステンドグラス腫瘤は,基本的には良性病変が多い. **悪性（の可能性がある）のは,基本的にmalignancyの「M」2つのみ**である.
- ステンドグラス腫瘤において「本家本元」であるmucinous cystic tumor以外に何を考えるかという鑑別の手順は,**まずは頻度の高い3大common disease（dermoid cyst, endometrial cyst, myoma）をrule out**する.
- 3大common diseaseがrule outできたら,残りの病変の個々の特徴について確認していく. 例えば,①**エストロゲン産生性**（granulosa cell tumorやthecoma）,②**消化管の腫瘍マーカー**や撮像範囲内の**大腸の壁肥厚/腫瘤形成**の有無（metaすなわちKrukenberg腫瘍）,③CT画像でのヨード含有による**高吸収や粗大石灰化**,あるいは**脂肪抑制されないT1強調高信号**（struma ovarii）,④**男性化徴候**の有無（Sertoli細胞種）など.

表　ステンドグラス腫瘍の覚え方「STEMD G」

S	Struma ovarii Sertoli 細胞腫
T	Thecoma (fibro-thecoma) Tubal lesion (tubo-ovarian abscessなど)
E	Endometrial cyst
M	Myoma (cystic-degenerated myoma) Meta (Krukenberg腫瘍) Mucinous cystic tumor (本家本元)
D	Dermoid cyst
G	Granulosa cell tumor

struma ovarii：卵巣甲状腺腫，thecoma：莢膜細胞腫，tubal lesion：卵管病変，tubo-ovarian abscess：卵管卵巣膿瘍，endometrial cyst：内膜症性嚢胞，myoma：筋腫，cystic-degenerated myoma：嚢胞変性筋腫，meta：転移，mucinous cystic tumor：粘液性腫瘍，dermoid cyst：皮様嚢腫，granulosa cell tumor：顆粒膜細胞腫

■卵巣腫瘍の鑑別

　卵巣腫瘍/付属器腫瘍の鑑別は，画像診断における「永遠のテーマ」の1つといっても過言ではない．その鑑別には多くの知識と経験，スキルが必要である．この領域においては，2004年に今岡いずみ先生，田中優美子先生が「婦人科MRIアトラス」という名著を発刊されており[39]，多くの画像診断医がこれをバイブルとして長年使用してきた．筆者も10年以上に渡ってこの書籍を座右の書として愛読し，そのdecision treeを活用してきたが，やがてこれをベースに筆者オリジナルの考え方を随所にとり入れるようになった[3]．

　ここからの4項目では，その筆者オリジナルの考え方を盛り込んだ卵巣腫瘍（骨盤腫瘍）の「鑑別のツボ」について紹介する．まず本項では，「ステンドグラス腫瘍」の鑑別について述べる．

■ステンドグラス腫瘍とは

骨盤にステンドグラス（図1）のような外観の腫瘍，すなわちT2強調画像で高信号と低信号が入り混じった**多房性嚢胞性腫瘍**をみた場合，それを「ステンドグラス腫瘍」とよび，通常はmucinous cystic tumorを考える（**本家本元**）．ところがステンドグラス腫瘍をすべてmucinous cystic tumorと診断していると，一定の確率で誤診することになる．骨盤のステンドグラス腫瘍にはmucinous cystic tumor以外にも最低ライン覚えるべき病変が9個あるからだ．つまり，mucinous cystic tumorも含めると10個も覚えなければいけない．そこで語呂合わせを使ってSTEMD Glass，すなわち「STEMD G」と覚えるとよい（**表**）．

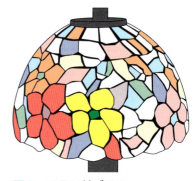

図1　ステンドグラス

■「STEMD G」のポイント

語呂合わせのポイントが2つあり，まず「STEMD G」のうち根幹となるSTEM（stemは「幹」の意）の子音，すなわち「S」，「T」，「M」は mucinous cystic tumor以外に2つずつある（**表**）．また「婦人科MRIアトラス」[39]のdecision treeには記載されていないが，**serous cystic tumor**（漿液性嚢胞腫瘍）もmucinous cystic tumorと鑑別困難な多房性嚢胞性腫瘍の形態を稀に呈することがあるため（境界悪性以上では出血を合併してT2強調低信号），「S」の3番目の病変として加えてもいいのかもしれない（「最低ライン覚えるべき9病変」**以外**の1つ）．

もう1つの「STEMD G」のポイントは，**純粋な悪性は「M」2つのみ**ということであり，「**malignancyのM**」と覚えるとよい．すなわち卵巣へのmeta（Krukenberg腫瘍）とmucinous cystic tumorの悪性である．「純粋な」と申し上げたのは，granulosa cell tumorは境界悪性であり，Sertoli細胞腫のグループに境界悪性の腫瘍がある．

■鑑別の手順

ステンドグラス腫瘍においてmucinous cystic tumor以外に何を考えるかという診断の手順は，まずは一般的に頻度の高い**3大common disease（dermoid cyst，endometrial cyst，myoma）をrule out**する．特にmyomaは穴場であり，「**漿膜下筋腫がcystic degenerationをきたして多房性嚢胞性腫瘍になる**」という

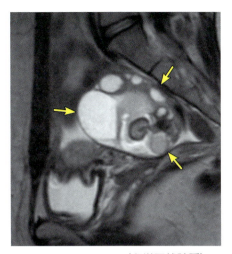 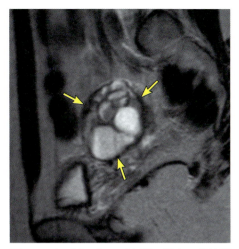

図2　struma ovarii（卵巣甲状腺腫）　　図3　tubal lesion（本例の場合は卵管留血症）

　アイデアはその気にならないと想起しにくい．こういう漿膜下筋腫は稀であるが，筋腫自体の頻度が非常に多いため，稀であると無視はできない存在である．bridging vascular sign（子宮−腫瘤間の栄養血管）に着目するとよい．

　前述の3大common diseaseがrule outできたら，「ツボ！」で述べてあるように残りの病変の個々の特徴について確認していく．例えば①エストロゲン産生性，②消化管の腫瘍マーカーや撮像範囲内の大腸癌の有無，③struma ovariiとしての特徴の有無（図2），④男性化徴候の有無などがそれである（Sertoli細胞腫グループの1つであるSertoli–Leydig細胞腫瘍は，アンドロゲンを産生し男性化徴候を呈する）．

■ 注意すべき病変

　「STEMD G」のなかで注意すべき病変の1つとしてtubal lesionがあり，膿瘍や出血を合併することによりT2強調低信号を生じてステンドグラス腫瘤となりうる．卵管の病変なのに一見すると「卵巣の多房性嚢胞性腫瘤」のように見えることがあり（図3），「tubal lesion」を意識していないと鑑別診断から外してしまうことがあるため注意が必要だ．

> **まとめ**
>
> 　ステンドグラス腫瘤の鑑別は「STEMD G」の語呂合わせを使用し，「S, T, Mが2病変ずつ」と「純粋な悪性は原則としてMのみ」を意識する．漿膜下筋腫に注意しながらまずは3大common diseaseをrule outし，さらに残りの病変の個々の特徴について確認していく．卵管病変（tubal lesion）に注意！

Part2 胸腹部領域

Number 18 卵巣腫瘍（骨盤腫瘍）の鑑別②
単房性嚢胞性腫瘍

単房性嚢胞性腫瘍の鑑別は，まずは**既存の卵巣に着目**することで嚢胞性腫瘍の大まかな主座を把握する[39]．卵巣由来であれば**「エンハンスされる充実部分」**の有無で良悪性の鑑別を行い，卵巣由来以外の場合は**子宮広間膜に存在するか否か**で付属器由来かどうかを判断していく．**「エンハンスされる充実部分」**がなければ，どこに存在していようと基本的には**良性病変**を考える．

ツボ！

単房性嚢胞性腫瘍の鑑別

- まずは既存の卵巣が①**腫瘤の辺縁に圧排されて三日月状**，②**腫瘤の辺縁に存在するが三日月状ではない**，③**腫瘤とは別に存在**，のいずれであるかを判定する（図1）．
- 既存の卵巣が「①腫瘤の辺縁に圧排されて**三日月状**」になっている場合（図2）は**卵巣由来**であり，さらに「エンハンスされる充実部分」の有無に着目して良悪性の鑑別を行う．
- 既存の卵巣が「②腫瘤の辺縁に存在するが**三日月状ではない**」，すなわち嚢胞性腫瘍に含まれているが本来の卵巣の形態（非三日月状）を保っている場合は，**peritoneal inclusion cyst**（腹膜貯留嚢胞）が疑われる[40]．
- 既存の卵巣が「③嚢胞性腫瘍とは**別に存在**」する場合は，さらに**子宮広間膜に存在するか否か**（すなわち**腫瘤が子宮と卵巣との間に位置**しているかどうか）に着目する．子宮広間膜に存在する場合は，**卵管の粘膜ヒダ（plica）**の有無によりparaovarian cyst（傍卵巣嚢腫）か卵管留水症かの可能性を探る．

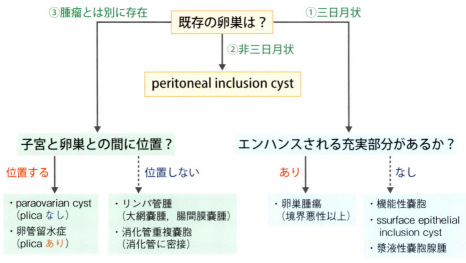

図1 単房性嚢胞性腫瘤の鑑別

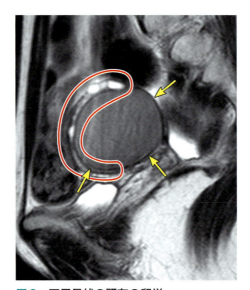

図2 三日月状の既存の卵巣

単房性嚢胞性腫瘤（→）の辺縁部に圧排されて，三日月状になった既存の卵巣が認められる（◯）．これはこの単房性嚢胞性腫瘤が卵巣由来であることを強く示唆する所見である．

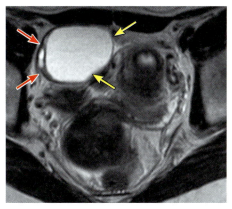

図3 漿液性嚢胞腺腫
三日月状になった既存の卵巣（→）を伴いつつ，単房性嚢胞性腫瘤が認められる（⇨）．この症例ではすべてのスライスにおいて充実部分（壁在結節など）は認められなかったが，病理組織学的には漿液性嚢胞腺腫であった．

すべてがクリアーカットにいくわけではないが，単房性嚢胞性腫瘤をみた場合は，図1のような手順で鑑別を進めればよい[39]．まずは「ツボ！」でも述べてあるように既存の卵巣に着目する．

①腫瘤の辺縁に圧排されて三日月状

単房性嚢胞性腫瘤が**卵巣由来**（既存の卵巣が「腫瘤の辺縁に圧排されて三日月状」になっている）で**エンハンスされる充実部分が明瞭に存在**すれば，**境界悪性以上の嚢胞性卵巣腫瘍**を疑う．エンハンスされる充実部分が**存在しない**場合は，生殖可能年齢であれば**機能性嚢胞**，閉経後であればsurface epithelial inclusion cyst（表層上皮封入嚢胞）[41]が疑わしい．ただしエンハンスされる充実部分が存在しなくても**良性腫瘍**である**漿液性嚢胞腺腫**のことがある（図3）．

②腫瘤の辺縁に存在するが三日月状ではない

既存の卵巣が嚢胞性腫瘤に含まれているが本来の卵巣の形態（非三日月状）を保っている場合は，peritoneal inclusion cystの可能性を念頭に置く必要がある．peritoneal inclusion cystは**卵巣で産生された液体が腹膜の吸収能低下により吸収されずに貯留**して形成された嚢胞性腫瘤で，いわゆる腹膜偽嚢胞の1つである．単房性のみならず多房性のこともある．その形成に卵巣が関与しているため，嚢胞の辺縁部に既存の卵巣が存在するが，卵巣自体から発生した嚢胞性腫瘤とは異

なり（既存の卵巣は）三日月状にはならない．腹膜の吸収能低下の原因として**骨盤の手術，外傷や炎症性疾患**などがあげられる[39, 40]．

③卵巣が腫瘤とは別に存在する

単房性嚢胞性腫瘤が卵巣でなく**子宮広間膜に存在**する場合は，**paraovarian cyst**か**卵管留水症**が疑わしい．卵管留水症は通常は拡張・蛇行した管状構造を呈するが，単房性嚢胞の形態を呈することがあり[39]，その際には他病変と誤認されることが多い．卵管留水症であれば，たとえ単房性嚢胞の形態を呈していたとしても注意深く観察すれば腫瘤の一部に**卵管の粘膜ヒダ**（plica）が認識されることが多い．したがってこのplicaを卵管留水症かどうかの目安にするとよい．plicaがなく卵管留水症が否定的であれば，除外的にparaovarian cystが疑わしい（図1）．

単房性嚢胞性腫瘤が**卵巣とは別に存在**し，かつ**子宮広間膜にも存在しない**場合は，**婦人科疾患以外の病変**が疑われる．具体的に頻度の高いものとして**リンパ管腫**と**消化管重複嚢胞**（duplication cyst）があげられる．リンパ管腫は真性の腫瘍（true neoplasm）ではなく，本態は先天奇形である．リンパ管腫のなかでも古典的に**大網嚢腫**や**腸間膜嚢胞**とよばれるものが（付属器腫瘤と紛らわしい）骨盤の病変として発生しうる．**消化管重複嚢胞**も先天奇形であり，食道から直腸までのどの消化管にも発生しうるが[40]，直腸，S状結腸，回腸の病変が骨盤の病変として発生しうる．なお，**重複嚢胞であれば発生した消化管と密に接して存在**するが，リンパ管腫であればそのようなことは少ないため，両者の鑑別の一助となる（図1）．

まとめ

骨盤の単房性嚢胞性腫瘤は基本的に①卵巣由来，②卵巣以外の付属器由来，③婦人科疾患以外の三者を鑑別していくが，peritoneal inclusion cystが単房性嚢胞の形態を呈することがあり注意が必要．エンハンスされる充実部分が存在しなければ原則として良性病変．

Part2 胸腹部領域

Number 19 卵巣腫瘍（骨盤腫瘤）の鑑別③
T1強調高信号の嚢胞性腫瘤

> T1強調高信号の嚢胞性腫瘤は，一般的には**出血性変化**あるいは**脂肪を含有**する腫瘤ということになるが，悪性胚細胞腫瘍では脂肪を含みつつ出血性変化も合併することがある．まずはcommon diseaseである**内膜症性嚢胞**，**黄体出血**や**成熟嚢胞性奇形腫（皮様嚢腫）**を想起し，「エンハンスされる充実部分」が目立つ，あるいは周囲への浸潤傾向があれば**悪性腫瘍**を考える．出血性変化では**エストロゲン産生性**の有無，脂肪含有の場合は**腫瘍マーカー**が鑑別に重要な役割を果たす．

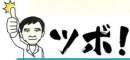

T1強調高信号の嚢胞性腫瘤の鑑別

- まずは高信号領域が**出血か脂肪か**を鑑別する．
- **出血**の場合，まずは**内膜症性嚢胞**か**黄体出血**を想起する．この両者が否定的で「エンハンスされる充実部分」があれば，「**出血性変化を合併した腫瘍**」を考える．
- 「出血性変化を合併した腫瘍」が考えられる場合，**エストロゲン産生腫瘍**（すなわち**顆粒膜細胞腫**）かどうかを確認する．それが否定されれば**上皮性卵巣癌**を考える．
- **脂肪**の場合，まずは**成熟嚢胞性奇形腫（皮様嚢腫）**を想起する．
- 脂肪を含み，かつ「エンハンスされる充実部分」が特に目立つ場合や周囲に浸潤傾向がある場合は，**悪性胚細胞腫瘍**（成熟奇形腫の悪性転化や未熟奇形腫を含む）を考える．悪性胚細胞腫瘍の鑑別を進めるうえでは，**腫瘍マーカー**が重要な役割を果たす．

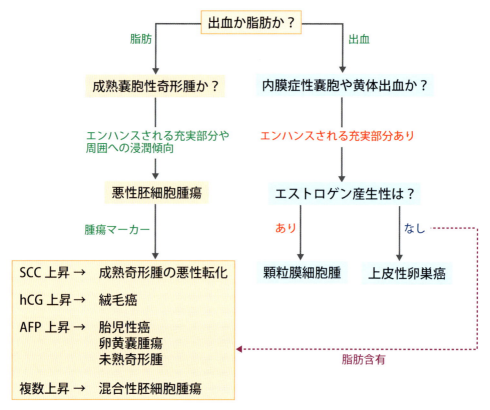

図1 T1強調高信号の囊胞性卵巣腫瘍の鑑別

　こちらもすべてがクリアーカットにいくわけではないが，T1強調画像で高信号の囊胞性卵巣腫瘍をみた場合は，図1のような手順で鑑別を進めればよい[39]．まずは「T1強調高信号」が出血か脂肪かを判断するが，これは周知のごとく脂肪抑制T1強調画像で高信号が抑制されるかどうか，chemical shift artifactの有無，T2強調画像で脂肪よりも低信号かどうかなどで判定していく．

■ **出血の場合**（図1の右半分）

　「T1強調高信号」が出血性変化であった場合，まずはcommon diseaseである内膜症性囊胞や黄体出血を想起し，その可能性を確認する．内膜症性囊胞と黄体出血の鑑別はご存じのごとく①T2 shadingの有無，②壁が厚いかどうか，③多房性かどうか，④周囲との癒着の有無，⑤卵巣以外の子宮内膜症（子宮腺筋症，内膜症の腹膜病変など）の有無などで判断する（図2）[40]．

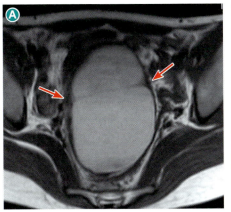
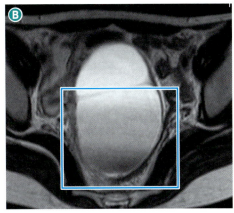
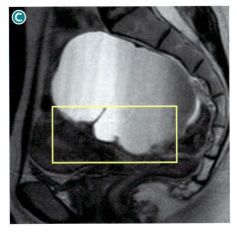

図2　内膜症性嚢胞

T1強調横断像（Ⓐ）にて内容液が高信号を示し，やや厚い壁を有する嚢胞性腫瘍が認められる（→）．T2強調横断像（Ⓑ）ではグラデーションを示しつつ重力的に下の部位（gravity-dependent portion）ほど低信号を示す「T2 shading」が観察される（□）．黄体出血がsingle eventの出血であるのに対して，内膜症性嚢胞では何度も出血を繰り返すため嚢胞壁の肥厚やT2 shadingを生じる．T2強調矢状断像（Ⓒ）では，子宮との癒着を示唆する「いびつな嚢胞輪郭」も認められる（□）．

　「エンハンスされる充実部分」が明らかに存在する場合は内膜症性嚢胞，黄体出血いずれも考えにくく，「出血性変化を合併した腫瘍」，すなわち境界悪性である**顆粒膜細胞腫**（granulosa cell tumor）あるいは**上皮性卵巣癌**（嚢胞腺癌，明細胞腺癌，類内膜腺癌など）が考慮される．前者（顆粒膜細胞腫）ではほとんどの症例でエストロゲン産生性が認められるが，後者（上皮性卵巣癌）ではエストロゲン産生性がないため，**エストロゲン産生性**を軸に両者を鑑別する（図1）．

　「**エストロゲン産生性**」とは，例えば閉経後であるにもかかわらず生殖可能年齢のような子宮の画像所見を呈したり，血中エストラジオールが高値を示すことなどを指す．**莢膜細胞腫**（thecoma）も一部の症例でエストロゲン産生性を有するが，「出血性変化を伴う多房性嚢胞性腫瘍」というよりは充実性腫瘍の形態をとる

ことが多い（莢膜細胞腫は線維腫に類似）．また上皮性卵巣癌のうち特に**明細胞腺癌，類内膜腺癌**などは既存の内膜症性嚢胞に二次的に発生することもあり，この際には内膜症性嚢胞の特徴（周囲との癒着など）も併存していることがある．

■ **脂肪の場合**（図1の左半分）

「T1強調高信号」が**脂肪含有**であった場合，まずはcommon diseaseである**成熟嚢胞性奇形腫（皮様嚢腫）**を想起する．成熟嚢胞性奇形腫でも充実成分を有するが，「エンハンスされる充実部分」が特に目立つ場合，あるいは周囲に浸潤傾向が認められる場合は**悪性胚細胞腫瘍**（成熟奇形腫の悪性転化や未熟奇形腫を含む）を考える．

悪性胚細胞腫瘍のどの腫瘍であるかの鑑別には，**腫瘍マーカー**（SCC，hCG，AFPなど）が非常に重要な役割を果たす（図1）．同じ悪性胚細胞腫瘍でも**未分化胚細胞腫**は「T1強調高信号の嚢胞性腫瘍」というよりは，充実性腫瘍の形態をとることが多いため，図1には含まれていない．また**悪性胚細胞腫瘍**でも上皮性卵巣癌と同様に出血性変化を合併することがあり，この場合は**出血性変化と脂肪の両方を含む**ことになる（図1右の----）．

まとめ

T1強調高信号の嚢胞性卵巣腫瘍はまず出血か脂肪かを判断し，内膜症性嚢胞，黄体出血や成熟嚢胞性奇形腫を想起するが，エンハンスされる充実部分が目立つものなどではエストロゲン産生性や腫瘍マーカーを軸に鑑別を進める．

Part2 胸腹部領域

Number 20 卵巣腫瘍（骨盤腫瘍）の鑑別④ 充実性腫瘍

> 卵巣腫瘍（骨盤腫瘍）の最後の項目として，**最も難解**といえる**「主に充実性パターンを呈する腫瘍」の鑑別**について述べる．卵巣に充実部分が目立つ腫瘍をみたら「悪性疑い」とすぐに診断しがちだが，全くの良性腫瘍もいくつかあり，特に**硬化性間質腫瘍（sclerosing stromal tumor）**には注意が必要である．

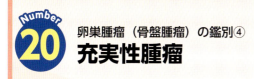

充実性腫瘍の鑑別

- 卵巣やその近傍に充実部分が目立つ腫瘍をみたら**何でも「悪性疑い」と診断する**のは控えて，**表**にあげる個々の病変に**特徴的な画像所見や臨床所見がないか**を確認する．

表 主に充実性パターンを示す腫瘍とその特徴となる画像所見や臨床所見

悪性腫瘍	特徴となる画像所見や臨床所見	解説
未分化胚細胞腫（dysgerminoma）	早期濃染される線維血管性隔壁 β-hCGの軽度上昇	p94
悪性リンパ腫（あるいは緑色腫）	腫瘍の内部に既存の卵胞が温存	p95
上皮性卵巣癌	-	-
転移性卵巣腫瘍（Krukenberg腫瘍）	-	-

（主に）良性腫瘍	特徴となる画像所見や臨床所見*	解説
硬化性間質腫瘍（sclerosing stromal tumor）	pseudolobular pattern	p94
Brenner腫瘍	骨格筋と同程度に著明なT2強調低信号 粘液性腫瘍の合併	p95
定型的莢膜細胞腫（thecoma）	主にエストロゲン産生性	p96
黄体化莢膜細胞腫（luteinized thecoma）	主にアンドロゲン産生性/男性化徴候	p96
線維腫	-	-
漿膜下筋腫	bridging vascular sign 既存の両側卵巣が別に認められる	p96

この領域は卵巣（骨盤）腫瘍の鑑別のなかでも**最も難解な領域**であるため，**画像所見のみならずあらゆる臨床所見を駆使して鑑別**を進めていく．少なくとも若年発症で全くの良性腫瘍である**硬化性間質腫瘍**（sclerosing stromal tumor）を，「悪性を強く疑う」と診断するようなことは避けたい．以下に個々の病変の特徴について述べる．

■ 未分化胚細胞腫（悪性）

　未分化胚細胞腫（dysgerminoma）は精上衣腫（seminoma）と病理組織学的に同一の腫瘍であるが[39, 41]，卵巣に発生した場合は未分化胚細胞腫とよばれる．卵巣原発の悪性胚細胞腫瘍では最も頻度が高い．その最大の画像的特徴は「**線維血管性隔壁**」であり，線維成分に富みつつも栄養血管を豊富に含み炎症細胞浸潤を伴う．「**線維成分によるT2強調低信号を示すが，多血性でよく造影増強される隔壁**」であり，その多くはダイナミックMRIで**早期濃染**を示す．線維血管性隔壁以外の残りの部分は線維血管性隔壁よりもT2強調画像で高信号であるが，基本的には充実性腫瘍である．また腫瘍マーカーとして**β-hCGが軽度上昇**することがあり，上昇していた場合は卵巣充実性腫瘍の鑑別において大きな手掛かりになる．ただしβ-hCGが**著増**していた場合は未分化胚細胞腫は考えにくく，むしろ絨毛癌などを考慮すべきである．ちなみに未分化胚細胞腫以外の悪性胚細胞腫瘍は出血性変化や囊胞性変化が目立つことが多く（❶❾「T1強調高信号の囊胞性腫瘤」参照），未分化胚細胞腫のような「腫瘍のほぼ全体が充実性」というパターンは少ない．

■ 硬化性間質腫瘍（良性）

　硬化性間質腫瘍（sclerosing stromal tumor）は未分化胚細胞腫と同じ若年発症で画像所見も未分化胚細胞腫に類似しており，鑑別診断のうえで重要であるため良性腫瘍ではあるが先に述べる．

　硬化性間質腫瘍の最大の特徴はpseudolobular patternであり，「**細胞の少ない浮腫状の領域と細胞に富む領域とがあたかも分葉しているかのように（pseudolobular）織りなす**」ことを指す[37, 39]．T2強調画像では「細胞の少ない浮腫状領域」が明らかな高信号を示し，「細胞に富む領域」が相対的にやや低い信号を示すが，Gd造影T1強調画像では「**細胞に富む領域**」が強い造影増強効果を示す．未分化胚細胞腫やときにKrukenberg腫瘍も類似した所見を呈し[39, 41]，**良性腫瘍であるにもかかわらず悪性腫瘍と誤診されることが多いため特に注意が必要**である．

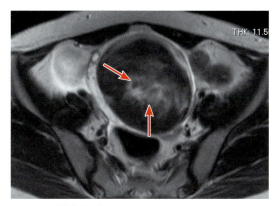

図1 卵巣線維腫
T2強調画像にて，腫瘤内部には変性による高信号域が認められる（➡）.

■悪性リンパ腫および緑色腫（悪性）

　悪性リンパ腫および緑色腫（白血病が腫瘤形成した状態）では，同じ卵巣の悪性腫瘍でもほかとは異なる特徴的な画像所見を呈する．すなわち悪性リンパ腫や緑色腫などの血液系の充実性腫瘍では，「**既存の解剖構造を残しながら浸潤性に発育する**」という特徴があり，肺では CT angiogram sign，肝臓では「腫瘤の内部を既存の血管が貫通する」ことで知られる．これを卵巣に当てはめると，「腫瘤の辺縁部に圧排された既存の卵巣が三日月状に存在」ではなく，「**腫瘍の内部に既存の卵胞が温存されている**」という現象が生じる．これは悪性リンパ腫などの血液系悪性腫瘍の大きな特徴であり，診断の重要な手掛かりになる．もちろんSIL-2などの腫瘍マーカーもご参考にしていただきたい．

■Brenner腫瘍（良性＞悪性）

　Brenner腫瘍は移行上皮腫瘍の1つであり[41]，線維成分に富むためT2強調画像で低信号を示すが[37]，そのT2強調画像で低信号の程度がほかの腫瘍に比してより強く「骨格筋と同程度の著明な低信号」と形容される[39, 41]．「Brenner腫瘍」とよび捨てにしたときには一般に最も頻度の高い**良性Brenner腫瘍**のことを指すが，実際には**境界悪性Brenner腫瘍**や**悪性Brenner腫瘍**というものも存在し，広義にはこれらも「Brenner腫瘍」に含まれる（**表**で「主に」良性と述べた理由の1つ）．

　良性のBrenner腫瘍はかなり大きくなっても線維腫（**図1**）や莢膜細胞腫のように内部に変性によるT2強調高信号域を伴うことは少ない．ただし**境界悪性以上**

のBrenner腫瘍では「骨格筋と同程度の著明な低信号」や「かなり大きくなっても変性によるT2強調高信号域を伴うことは少ない」といった原則は崩れ，むしろ**通常の上皮性卵巣癌と類似の所見**を呈する．

またBrenner腫瘍ではmucinous cystic tumor（粘液性腫瘍）を合併することが多いが，**合併するmucinous cystic tumorも良性**なので，この「**良性Brenner腫瘍とmucinous cystadenomaの2つが合わさった腫瘍**」を「**充実部分が目立つmucinous cystic tumorで悪性を疑う**」**と誤診しないことが大切**である．さらにBrenner腫瘍では石灰化を高頻度に合併するため，**CTでの石灰化も診断の手掛か**りになる．

■ 莢膜細胞腫（良性）

莢膜細胞腫（thecoma）は定型的莢膜細胞腫と黄体化莢膜細胞腫とに分類され，一般には閉経後に好発するが，**黄体化**莢膜細胞腫の約30％は30歳未満に発症する[39,41]．**定型的**莢膜細胞腫の約50％がエストロゲン産生性，約10％がアンドロゲン産生性とされているが，**黄体化**莢膜細胞腫は約50％がアンドロゲン産生性/男性化徴候を示す[41]．すなわち**定型的莢膜細胞腫はエストロゲン産生性，黄体化莢膜細胞腫はアンドロゲン産生性/男性化徴候が多い傾向にある**．このエストロゲン産生性やアンドロゲン産生性/男性化徴候は，本病変の重要な診断根拠となる．「閉経後の年齢だけれど，子宮体部の大きさや三層構造はどうかな？」だけではなく，**血中エストラジオール値などを積極的に電子カルテでチェックするような姿勢が必要**である．また線維腫は若年にもかなり発生するが，莢膜細胞腫は黄体型を除けば多くは中高年の腫瘍である．

同じエストロゲン産生腫瘍である**顆粒膜細胞腫**（granulosa cell tumor）を充実性腫瘍の鑑別に加えているケースもあるが[39]，主には出血性変化を伴う嚢胞性腫瘍の形態を呈することが多く，**純粋な充実性腫瘤となることは少ない**ため本書では鑑別診断の病変には加えなかった．

■ 漿膜下筋腫（良性）

漿膜下筋腫がときとして**卵巣の充実性腫瘤のような画像所見を呈することがある**．基本的には「**既存の両側卵巣が別に認められるか？**」ということ，および**bridging vascular sign**で卵巣腫瘍か漿膜下筋腫かを見分けることになるが，この両者のみで診断できない症例も実際には存在する（図2）．また「既存の両側卵巣が別に認められる」ということは卵巣由来を否定できる根拠になるのみで，**必ずしも子宮由来であることを保証するものではない**（図3）．GIST（gastrointestinal

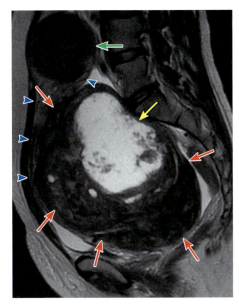

図2　漿膜下筋腫

子宮体部（▶）を腹側に圧排する充実性腫瘤が認められ（→），一部に囊胞性変化を伴っている（⇨）．本例は30歳代と生殖可能年齢にもかかわらず既存の卵巣は右側しか同定できず，また子宮と本腫瘤（→）との間のbridging vascular signも不明瞭で，卵巣由来の腫瘤が疑われたが，手術にて漿膜下筋腫であることが確認された．→は子宮底部の筋腫．

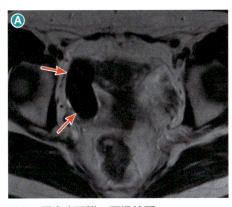
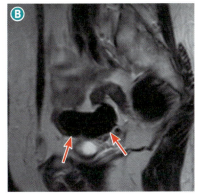

図3　子宮広間膜の平滑筋腫

T2強調画像の横断像（Ⓐ）および矢状断像（Ⓑ）にて，右付属器領域に著明な低信号の充実性腫瘤が認められる（→）．本例は卵巣腫瘤でも漿膜下筋腫でもなく，子宮広間膜の平滑筋腫であることが手術にて証明された．いわゆるparasitic leiomyoma（寄生平滑筋腫）と考えられる．

stromal tumor：消化管間質腫瘍）のように**外方性発育する消化管腫瘍**なども鑑別に考慮すると，骨盤の充実性腫瘤の鑑別は「底なし沼」のように深い世界である．少なくとも特徴的な画像所見や臨床所見があって診断できるものは，しっかりと診断したい．

まとめ

卵巣に充実部分が目立つ腫瘤をみたら，個々の病変に特徴的な画像所見や臨床所見（表）がないかを確認していく．また「卵巣外かもしれない」という視点を常にもって，既存の両側卵巣やbridging vascular signを確認したり，隣接した消化管などのチェックも忘れないようにしよう！

Part2 胸腹部領域

Number 21 PMD（placental mesenchymal dysplasia）
〜胞状奇胎と間違えてはいけない！〜

! PMD（placental mesenchymal dysplasia：間葉系異形成胎盤）は母児ともに無病生存であることが期待できる疾患であり，侵入奇胎や絨毛癌に移行する胞状奇胎と鑑別することは非常に重要である．本項では重要な病態でありながら，あまり一般的には知られていないPMDについて述べる．

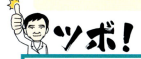

PMD（placental mesenchymal dysplasia）

- PMDは病理的に**間葉系の増殖**と**随伴性の囊胞**とからなる**良性疾患**であり，**腫瘍ではない**．
- MRIではPMDの**間葉系増殖は異常信号域として捉えにくく，囊胞だけが目立つような所見**となることが多いが，間葉系の増殖を反映して**胎盤が腫大**する．
- PMDと鑑別が必要な疾患は，**部分胞状奇胎**と稀な病態である**胎児共存奇胎**である．部分胞状奇胎，胎児共存奇胎はいずれも母体の血中hCGが著増するが，PMDでは**血中hCGの上昇は軽度**にとどまる．

　PMDはスクリーニングの超音波検査にて胎盤の囊胞性変化として認められることが多く，**部分胞状奇胎と誤診されやすい**．しかしながら侵入奇胎や絨毛癌に移行する胞状奇胎が子宮内容除去術で治療されるのに対して，**PMDは母児ともに無病生存であることが期待できる疾患であるため，子宮内容除去術は避けなければいけない**[42]．

　図は在胎12週の30歳代女性で，臨床的には絨毛性疾患が疑われてMRI検査が施行された．胎盤は週数に比して大きく（A, C）また胎盤の内部にあたかも腎囊胞や肝囊胞のような囊胞が多発性に認められる（→）．multivesicular patternやsnowstorm appearanceなどと形容される胞状奇胎の画像所見とはやや異なる印

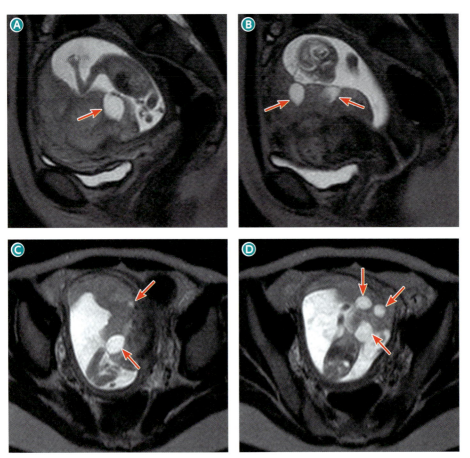

図　臨床的には絨毛性疾患が疑われた在胎12週のMRI（Ⓐ，Ⓑは矢状断，Ⓒ，Ⓓは軸位断）

象である．このような画像所見をみたらPMDを必ず鑑別の上位にあげるべきであり，安易に「胞状奇胎で矛盾しない」と述べることは避けるべきである．

　一方でPMDが胞状奇胎のようにmultivesicular patternやsnowstorm appearanceを呈して画像所見のみからは胞状奇胎と区別つかないこともある[43]．しかしながらPMDの場合は，母体の**血中hCG値**は上昇することはあっても**軽度**なので[44]，いかにも奇胎のような画像所見であっても血中hCG値が著増していない場合はPMDを鑑別に残すことで，誤った子宮内容除去術を回避することに繋がりうる．

文献的にPMDとして報告されている症例は少ないためあまり知られていない疾患ではあるが，実際には**原因不明の胎盤腫大としてPMDとは診断されないままに終わっている症例が相当な数ある**のではないかといわれている[42]．

　PMDは病理的には間葉系の増殖からなる良性疾患で**腫瘍ではない**[44]．乳腺に乳癌と乳腺症があるように胎盤には絨毛性腫瘍とPMDがある，すなわち「PMDは胎盤の乳腺症のようなもの」と考えるとこの疾患のイメージが理解されやすい（ただしPMDの病態が乳腺症と全く同一という意味ではない）．

　PMDの鑑別は部分胞状奇胎のみならず稀な病態である**胎児共存奇胎**（正常胎児と胞状奇胎との二卵性双胎）とも鑑別を要するが，基本的な鑑別ポイントは部分胞状奇胎との鑑別と同様である．

まとめ

　PMDという疾患を理解し，画像所見や血中hCG値が胞状奇胎として典型的でない場合は，PMDの可能性を想起することが誤った子宮内容除去術を回避することに繋がる．

Part 3 骨関節領域

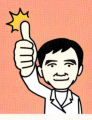

- **22** 長管骨の解剖（epiphysis, metaphysis, diaphysis）は接頭語と成長帯で理解する
- **23** 骨の正常変異①骨盤骨
- **24** 骨の正常変異②大腿〜下腿
- **25** 骨の正常変異③足関節〜足部
- **26** 骨の正常変異④上腕骨〜手関節，手部
- **27** 骨の正常変異⑤胸郭・鎖骨・肩甲骨
- **28** 骨の正常変異⑥脊椎

Part3 骨関節領域

Number 22 長管骨の解剖（epiphysis, metaphysis, diaphysis）は接頭語と成長帯で理解する

> 長管骨（long bone）に腫瘍などの病変が存在している場合，それが骨端（epiphysis）に存在するのか（epiphyseal location），骨幹端（metaphysis）に存在するのか（metaphyseal location），それとも骨幹（diaphysis）に存在するのか（diaphyseal location）の判断は，鑑別診断を考えるうえで重要である．本項ではepiphysis, metaphysis, diaphysisを理解するツボについて紹介する．

ツボ！

長管骨の解剖（epiphysis, metaphysis, diaphysis）

- 「physis」は学術用語で「成長帯」という意味がある．一方で「epi」は「上」を意味する接頭語である．関節側から眺めて「成長帯の上（手前）に存在する部分」がepiphysisである．
- 「meta」は「後ろ」を意味する接頭語である．関節側から眺めて「成長帯の後ろ（奥）に存在する部分」がmetaphysisである．
- 「dia」は「横切る」を意味する接頭語である．成長帯は長管骨の両端にそれぞれ存在するが，その両端の成長帯を横切る，すなわちつなぐように存在するのがdiaphysisである．
- epiphysisは骨の端っこに存在するため「骨端」とよび，diaphysisは骨の幹の部分に存在するため「骨幹」とよび，そしてmetaphysisは骨端と骨幹の間に存在するため両者の用語を合わせて「骨幹端」とよぶと覚える．

epiphysisは関節側から眺めて成長帯（physis）より上（epi），すなわち**手前（関節側）に存在**する部分を指し（図1のE），骨の端っこに存在するため「骨端」とよぶ．metaphysisは関節側から眺めて成長帯（physis）より後ろ（meta），すなわち奥（関節と反対側）に存在する部分のうち，**円錐形になっている（くびれがある）部分**を指す（図1のM）[1]．くびれのない棒状の部分をdiaphysisとよび

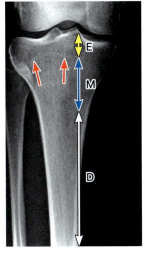

図1 長管骨（右脛骨）におけるepiphysis, metaphysis, diaphysis
→：成長帯
E：epiphysis（骨端），M：metaphysis（骨幹端），
D：diaphysis（骨幹）

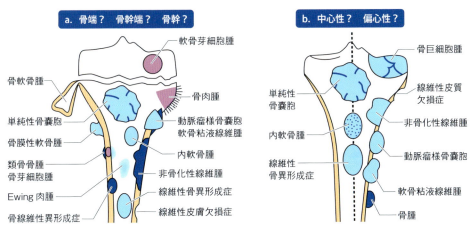

図2 「epiphysis？ metaphysis？ diaphysis？」（左）および「中心性？偏心性？」（右）からみた病変の鑑別
文献2から引用.

（図1のD），shaftともよばれる．「骨端」に対して，骨の幹にあたるdiaphysisは「骨幹」，両者の中間であるmetaphysisは「骨幹端」ともいう．

骨病変をみた場合，その主座がepiphysisにあるか（**epiphyseal location**），metaphysisにあるか（**metaphyseal location**），それともdiaphysisにあるか（**diaphyseal location**）の判断は重要であり，これと病変が**中心性（centric）**か偏

心性 (eccentric) かを組合わせて鑑別診断を進めていく (図2)[1〜3]. 骨関節領域に馴染みのない初学者にとっては,「epiphysis か metaphysis か？」などと考えること自体が面倒かもしれない. でもそんなことを言っていては「駄目」である. そこで語呂合わせとして長管骨の中心から端に向かって「DaME（ダメ)」と覚える. diaphysis のダ (da) をとって diaphysis → metaphysis → epiphysis (Da → M → E) の順である.

まとめ

長管骨の解剖 (epiphysis, metaphysis, diaphysis) は, 接頭語 (epi, meta, dia) と成長帯 (physis) で理解する. 長管骨の中心から端に向かって「DaME」という語呂合わせも活用しよう.

Part3 骨関節領域

Number 23 骨の正常変異①骨盤骨

㉓〜㉘では，骨の「正常変異」について概説する．非専門医も遭遇するので，しっかり覚えておこう！

本項ではまず，骨盤骨の正常変異について説明する．

■はじめに

完全な正常とは形態が異なるが，**病的意義を有さないものを「正常変異（normal variant）」**とよぶ．骨の正常変異は，「骨関節領域を専門とする画像診断医が読影すればよい」と思いがちだが，実際には必ずしも専門医だけのものではなく，骨関節領域を専門とはしない医師が，胸腹部の単純X線写真，CT，MRIなどを読影する際にたまたま遭遇したりする．そういう状況に遭遇したときに，本当は問題ないのに「骨折疑い」とか「腫瘍疑い」などと患者さんに説明したり，画像所見を記載したりして後で大恥をかくことになる．すなわち**骨の正常変異は「画像を読影するすべての医師」が熟知していた方がよい**のである．にもかかわらず**骨の正常変異についてまとめて記載した成書は少なく**，全身の骨正常変異を一気にまとめた成書は本邦では（現在入手可能なものでは）皆無に等しい．そのような状況をかんがみ，本書では全身の骨正常変異をその機序や好発年齢，診断のポイントなどを含めて一気にまとめて記載する．なお，分量が膨大になるため，領域別に6項目に分けて記載する．

また「全身の骨正常変異を一気にまとめた成書は本邦で皆無に等しい」ことの要因として，全ての骨正常変異の症例を執筆者の施設だけで集めることが困難ということがあげられる．筆者らにおいてもそれは例外ではない．そこで本書では正常変異を実際の画像ではなく，**イラストで統一**することとした．イラストのなかに診断のポイントや豊富なアノテーションを盛り込み，イラストならでは利点を活かして「一目瞭然」で理解しやすいように努めた．

■「正常変異」の分類

一口に「正常変異」といっても実際にはいくつかの機序に分けられる．具体的には①**骨化中心や軟骨結合に関連したもの**，②**靭帯や腱の付着部**であることに起

因した変化，③**発生異常**によるもの，④**腫瘍類似病変**だが病的意義がないもの，⑤**正常構造**（だが一見すると異常のようにみえるもの）[4]．①の代表例として本項でもとり上げるischiopubic synchondrosisやaccessory bone（過剰骨，副骨），②の代表例としてirregular tibial tuberosity（p116）やdeltoid tuberosity（p129）などがあげられ，③の発生異常としてはcervical rib（p137），④の腫瘍類似病変としてはbone island，⑤の正常構造としては血管が骨に出入りするnutrient canalなどが代表例といえる（付録，p146）．

本項では，骨盤骨の正常変異としてischiopubic synchondrosis，os acetabuli，preauricular sulcus，double contour of superior pubic ramiの4つをとり上げる．

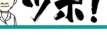

骨盤骨の正常変異

- **ischiopubic synchondrosis**：恥骨下枝と坐骨の接合部に生じ，5〜10歳に好発
- **os acetabuli**：骨化しないで残った臼蓋骨の余剰骨
- **preauricular sulcus**：経産婦に多く，仙腸関節近傍の腸骨下縁に生じる
- **double contour of superior pubic rami**：恥骨上枝の上縁が撮影角度によって骨膜反応のように見える

■ischiopubic synchondrosis

ischiopubic synchondrosis（坐骨恥骨結合）は，恥骨下枝と坐骨との軟骨結合（synchondrosis）が完全には骨化しないで残っている状態である．乳児期では恥骨と坐骨は互いに骨化しないで別々に存在しているが（**図1**），通常5〜10歳の間に両者は骨化し，思春期には両者は1つの骨となっている．その骨化が進行中である5〜10歳において，この恥骨と坐骨との軟骨結合が一時的に膨隆して腫瘍のように見えることがある（**図2**）[5, 6]．両側性に生じることもあるが，しばしば片側性であるため，この部位にischiopubic synchondrosisが生じることを知っておかないと，病変と誤認してしまう．

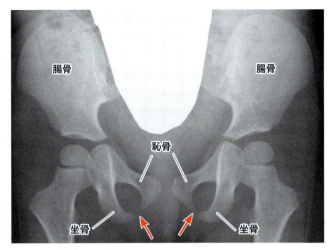

図1　2歳女児の骨盤骨
恥骨と坐骨，腸骨の3者は互いに骨化しないで別々に存在している．
➡が恥骨と坐骨の結合部．中央上部の画像の欠損は，撮影時のX線の遮蔽によるもの．

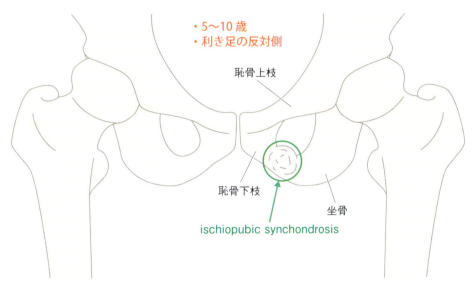

図2　ischiopubic synchondrosis
恥骨下枝と坐骨との結合部が，骨化の過程で一時的に膨隆して病変のように見えることがある．「軸足」としての負荷がかかわっているとされており，非利き足の側に好発する．

このischiopubic synchondrosisは「非利き足」の側に多いとされており，例えばサッカー少年が右足でキックばかりしていると，反対側である左側にこのischiopubic synchondrosisが生じる．キックするときに「軸足」として支えている負荷が，このischiopubic synchondrosisの発症と関与しているとされている．
　「ischiopubic synchondrosisって，覚えにくい名前だなあ」と思ったら，「iPS細胞」で覚えよう．実際にischiopubic synchondrosisの公式な略語は「IPS」である．
　また鑑別診断という点では，5～10歳でなく例えば「20歳前後のラクロスやフィールドホッケー部の大学生」で同様の所見をみたら，単なる正常変異としてのischiopubic synchondrosisではなく，恥坐骨のストレス骨折（疲労骨折）の可能性があるため安易に正常変異といってはならない．ラクロスやフィールドホッケーなどのスポーツでは，大腿二頭筋や内転筋の強い収縮を繰り返すため，これらのoveruse（使いすぎ）により恥坐骨のストレス骨折を起こしやすいとされている[6]．これらのストレス骨折は，ischiopubic synchondrosisと異なりMRIで異常信号を呈するため，5～10歳以外の年齢でischiopubic synchondrosisのような所見を見つけたら，特に症状がある場合は異常かどうかの判断のためMRI検査をオーダーしよう．

■ os acetabuli

　os acetabuli（臼蓋骨）はaccessory bone（過剰骨，副骨）の1つとされており[5]，冒頭で紹介した骨正常変異のいくつかの機序のうち「①骨化中心や軟骨結合に関連したもの」に属する（ただし純粋なaccessory boneではないとする説もある）．
　accessory boneとは骨の発生過程において二次骨化中心が癒合しないで残ったものであり，本来であれば正常解剖の骨としては存在しない，すなわち余分に存在する骨であるため「過剰骨」や「副骨」とよばれる．accessory boneは手根骨周囲や足関節に存在するものが有名であるが，os acetabuliは大腿骨頭の「受け皿」になっている骨盤骨である臼蓋骨（acetabular bone）に存在するaccessory boneである．「本来の臼蓋骨（寛骨臼）」も「os acetabuli」も，日本語ではどちらも「臼蓋骨」と記載するので注意が必要である（一般に「os～」と表現した場合はaccessory boneを指す）．
　os acetabuliは図3に示すように，臼蓋骨の上方外側に存在する余分な骨として認められる．この正常変異の存在を知らないと，「骨折により剥離した骨片」と

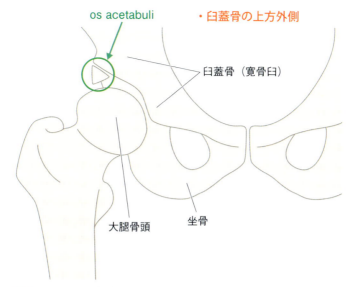

図3　os acetabuli
臼蓋骨（寛骨臼）の上方外側に骨折の剥離骨片に類似した構造が認められるが（○），accessory boneであるos acetabuliである．正常変異であり，異常所見と誤認しないことが大切だ．

誤認してしまうため注意が必要だ．

　なお臼蓋骨（acetabular bone）は，坐骨や腸骨などと別に存在する構造ではなく，これらの骨（坐骨，腸骨，恥骨）から成っている．**坐骨，腸骨，恥骨の3つをあわせて寛骨**とよぶため，寛骨から成っているという意で「**寛骨臼**」ともよぶ．また臼蓋骨という呼称は，坐骨，腸骨，恥骨と相対する用語と誤解されるという見地から「骨」をはずして単に「**臼蓋（acetabulum）**」ともよぶ．

　os acetabuliはこれ自体は正常変異であるが，そのサイズが大きい場合はインピンジメント症候群の1つである**大腿骨寛骨臼インピンジメント（femoroacetabular impingement：FAI）**の原因になる．

■ preauricular sulcus（別名：paraglenoid sulcus）

　preauricular sulcus（耳状面前溝）は，冒頭で紹介した骨正常変異のいくつかの機序のうち「②靱帯や腱の付着部であることに起因した変化」に属する．前仙腸靱帯の前下方線維束（図4）の付着部であることに起因して，仙腸関節近傍の腸骨下縁に形成される溝がpreauricular sulcusである（図5）[5]．**前仙腸靱帯のねじれや牽引力に関連して形成**されるとされているため，**経産婦に多く認められる**．

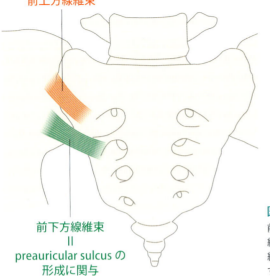

図4　前仙腸靭帯
前仙腸靭帯の前下方線維束（■）と前上方線維束（■）を示すが，このうち前下方線維束がpreauricular sulcusの形成に関与する．

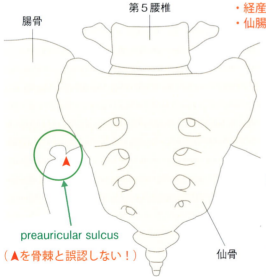

図5　preauricular sulcus （paraglenoid sulcus）
前仙腸靭帯の前下方線維束のねじれや牽引力により，仙腸関節近傍の腸骨下縁に溝が形成される．その一部（▶）を骨棘と誤認して，仙腸関節の変形性関節症と誤診しないことが大切だ．

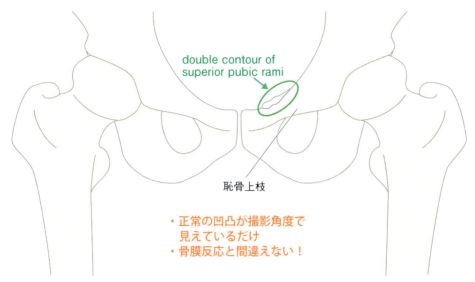

図6　double contour of superior pubic rami
恥骨上枝の上縁には正常でも凹凸が存在するため，それが撮影角度により二重輪郭になり，骨膜反応のように見えてしまう．病的所見と間違えないようにしよう！

　この正常変異の存在を知らないと，preauricular sulcusの溝の辺縁を**骨棘と誤認し，仙腸関節の変形性関節症と誤診**してしまうので注意を要する．

■ double contour of superior pubic rami

　double contour of superior pubic rami（**恥骨上枝の二重輪郭**）は，冒頭で紹介した骨正常変異のいくつかの機序のうち「⑤**正常構造**（だが一見すると異常のようにみえるもの）」に属する．**恥骨上枝**（superior pubic ramus：複数形が〜rami）の上縁は，**表面がゴツゴツと不規則な形状**になっているため，単純X線写真の撮影においてX線の入射角が頭側から見下ろすように入ってしまうと，**恥骨上枝の上縁が二重輪郭に見える**（**図6**）[5, 7]．このことを知らないと恥骨上枝の上縁に**骨膜反応があるように誤認**してしまい，病的所見として誤診してしまう．

まとめ

- ischiopubic synchondrosisは5〜10歳という年齢と，特徴的な部位で診断する．
- os acetabuliは寛骨臼の上方外側に存在するaccessory boneで，骨折と間違えない．
- preauricular sulcusは経産婦に多い仙腸関節近傍の溝で，変形性関節症と誤認しない．
- double contour of superior pubic ramiは，骨膜反応と間違えないように注意しよう！

Part3 骨関節領域

Number 24 骨の正常変異②大腿〜下腿

前項に引き続き骨の正常変異について述べる．本項は最も正常変異が多い大腿〜下腿領域について記載するが，重要なことであるため復習すると正常変異はいくつかの機序に分けられる．具体的には①**骨化中心や軟骨結合**に関連したもの，②**靭帯や腱の付着部**であることに起因した変化，③**発生異常**によるもの，④**腫瘍類似病変**だが病的意義がないもの，⑤**正常構造**（だが一見すると異常のようにみえるもの）である[4]．

以下に大腿〜下腿の骨正常変異について具体的に述べる．

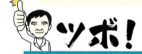

大腿〜下腿の骨正常変異

- irregular tibial tuberosity：大腿四頭筋の付着部である脛骨粗面に生じ，13〜17歳に好発
- distal femoral cortical irregularity：大腿骨の内側顆直上の腓腹筋内側頭付着部で10〜15歳に好発
- knee epiphyseal irregularity：大腿骨内側顆の関節面に生じる不整像で，10歳前後に好発
- focal periphyseal edema：大腿骨遠位の骨端線に隣接したmetaphysis主体に生じるMRIの異常信号域で，15歳前後に好発
- herniation pit：大腿骨頸部の外側前面に認められる硬化縁を伴う類円形透亮像
- fabella：大腿骨外側顆の後方に存在する種子骨
- partite patella：膝蓋骨の（上）外側に存在し，辺縁が丸みを帯びる

■ irregular tibial tuberosity

　irregular tibial tuberosity（脛骨粗面不整）は，最も tricky な骨正常変異の１つであり，冒頭で紹介した骨正常変異のいくつかの機序のうち「②靭帯や腱の付着部であることに起因した変化」に属する．Osgood-Schlatter病との境界も曖昧であるが，**13〜17歳**で**全く症状がない**場合は，Osgood-Schlatter病といってはならない．画像所見が派手であるために「正常変異であり問題ない」というのには勇気がいるが，無症状でMRIでも異常信号がない場合には，正常変異である irregular tibial tuberosityの可能性をあげるべきである（図1）[8]．

　膝の屈伸運動を行う際に最も重要な働きをなす**大腿四頭筋**は，脛骨近位の前面にある**脛骨粗面**に付着（停止）する（図2）．バレーボール，バスケットボール，走り高跳びといった**ジャンプする（跳躍型）スポーツ**では膝の屈伸を繰り返すため，この脛骨粗面に強い負荷がかかる．一方でこの**脛骨近位が成長期**において epiphysis（骨端）と metaphysis（骨幹端）が互いに骨化していく過程を図3に示すが，13〜17歳頃ではこの脛骨粗面付近が舌状の形態をとる．特にこの時期にクラブ活動などで前述のジャンプするスポーツを行っていたりすると，この脛

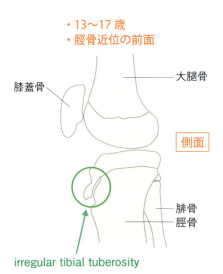

図1　irregular tibial tuberosity
脛骨近位の前面（脛骨粗面）がやや不規則に舌状にもち上がっているが，13〜17歳くらいの年齢ではこれを安易に異常所見と断定してはいけない．

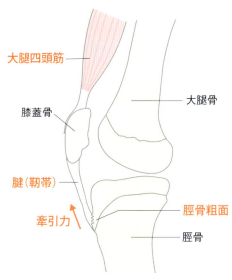

図2　大腿四頭筋と脛骨粗面
膝の屈伸に最も重要な大腿四頭筋は，膝蓋骨を経由して脛骨粗面に付着（停止）する．

骨粗面の舌状形態が不規則に誇張されて剥離骨折のように見えることがあり，これを irregular tibial tuberosity とよぶ．同じく前述のジャンプするスポーツによる overuse（使いすぎ）で起こる Osgood-Schlatter 病とは紙一重であり，画像所見も単純X線写真は Osgood-Schlatter 病に類似するが，**Osgood-Schlatter 病と異なり疼痛の症状がなく，MRIでも異常信号域を認めない**．13〜17歳くらいの年齢で脛骨粗面に舌状の形態を認めた時は，単純X線写真のみで安易に異常所見と断定しないことが重要だ．もし疼痛などの症状があれば，さらにMRIで異常信号（STIRでの高信号など）の有無を確認しよう．

■ distal femoral cortical irregularity
（別名：corical desmoid あるいは avulsive cortical irregularity）

distal femoral cortical irregularity（大腿骨遠位皮質不整）も，冒頭で紹介した骨正常変異の機序のうち「**②靭帯や腱の付着部**であることに起因した変化」に属する[4, 8]．

「ふくらはぎ」の主要な筋肉である**腓腹筋内側頭**は，大腿骨遠位の**内側顆**（medial condyle）直上に付着する．特に10〜15歳くらいでは，この付着部の皮質が単純X線写真にて不整に見えたり，透亮像として認識されたりすることがあり，distal femoral cortical irregularity とよばれる（図4）．腓腹筋内側頭の牽引力によるストレス性変化が原因であるため，**MRIでも軽度の異常信号**（STIRでの高信号など）を呈したり，**FDG-PETで集積**することがあり[9]，悪性腫瘍と誤認されたりする．しばしば両側性であるが[10]，**10〜15歳を過ぎると自然消失**する．

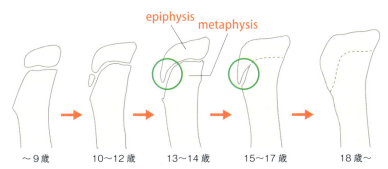

図3 脛骨近位において epiphysis と metaphysis が骨化していく過程
成長期において，脛骨近位の epiphysis と metaphysis は少しずつ骨化していくが，完全に骨化して癒合する（18歳以降）前に，脛骨粗面の部位が舌状の形態をとる（○）．ここにジャンプするスポーツなどで大腿四頭筋の牽引力が加わると，この舌状形態が不規則になり irregular tibial tuberosity を生じる．

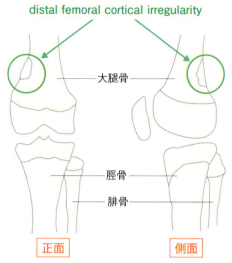

図4 distal femoral cortical irregularity (corical desmoid)

大腿骨遠位の内側顆直上は腓腹筋内側頭の付着部に相当し，10〜15歳ではこの部位の皮質が不整に見えたり，透亮像として認識されたりするが，10〜15歳を過ぎると自然消失する．

■ knee epiphyseal irregularity（別名：femoral cortical irregularity）

　knee epiphyseal irregularity（膝関節骨端不整）は，冒頭で紹介した骨正常変異のいくつかの機序のうち「①骨化中心や軟骨結合に関連したもの」に属する．大腿骨**内側顆（内顆）の関節面が10歳前後では一時的に不整になる**ことを指し（図5）[6, 8]，荷重負荷が関与していると推察される．離断性骨軟骨炎（離断性骨軟骨損傷）との鑑別を要するが，離断性骨軟骨炎と違って**通常無症状であり，MRIで軟骨が保たれ骨髄浮腫もない**．またknee epiphyseal irregularityの場合は10歳前後を過ぎると自然に消失する．

■ focal periphyseal edema（FOPE）

　多くの正常変異は単純X線写真で認められるものであるが，このfocal periphyseal edema（FOPE：傍骨端線部限局性骨髄浮腫）は**MRIのみで認められる正常変異**である（図6）[4, 11, 12]．組織コントラストの描出に優れた「MRIならではの」

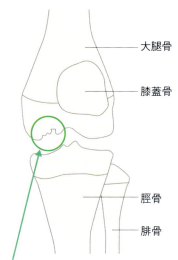
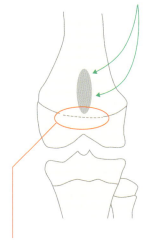

- 10歳前後
- 大腿骨内側顆の関節面
- 離断性骨軟骨炎と違って MRIの異常信号なし

- 15歳前後
- 大腿骨遠位の骨端線に接した metaphysis
- 淡い T2 強調高信号と Gd 増強効果

図5　knee epiphyseal irregularity (femoral cortical irregularity)
大腿骨内側顆の関節面に不整像が認められる．10歳前後に好発するが，その年齢を過ぎれば自然に消失する．

図6　focal periphyseal edema
15歳前後では大腿骨遠位の骨端線に隣接した metaphysis 主体に，縦長の淡い帯状の異常信号域が認められる．荷重負荷が骨端線の閉鎖した中心（正中）部分のみに集中することに起因している．

　正常変異といえる．㉒（p104）でも述べたように，「physis」には成長帯（骨端線）という意味があり，骨端線のすぐ隣（periphyseal）に認められる限局性（focal）の骨髄浮腫（edema）で，focal periphyseal edema とよぶ．

　具体的には**大腿骨遠位の骨端線に隣接した metaphysis 主体に，脂肪抑制T2強調画像やSTIR（short tau inversion recovery）で縦長の帯状の淡い高信号域**が出現し，**造影増強効果も認められる**[4, 11, 12)]．「そんな，造影増強効果もあるようなものが正常変異なのか？」とお思いかもしれない．思春期，特に**15歳前後**くらいでは大腿骨遠位の骨端線が閉鎖しはじめる．この骨端線の閉鎖は中心部（大腿骨の正中部）からはじまって，両側の辺縁部に向かって遠心性に閉鎖が進行する．ちょうど**骨端線の閉鎖が中心部しか起こっていない**と，荷重負荷が（より強靭な）**骨端線の閉鎖部分のみ集中**するため，相対的に同部の荷重がoverloadになり，ミ

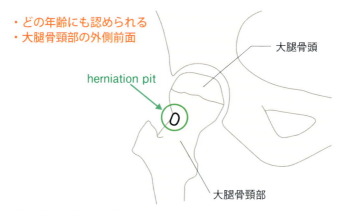

図7　herniation pit
大腿骨頸部の外側前面に硬化縁を伴う類円形の透亮像として認められ，どの年齢でも認められ得る．

クロレベルでの**骨髄浮腫や骨挫傷の状態**になる．そのため骨挫傷のように造影増強効果を示すが，臨床的に骨髄浮腫や骨挫傷と診断するほどの状況ではないため，一応ギリギリであるが正常変異に入る．

■herniation pit

herniation pit（大腿骨頸部ヘルニア窩）は，冒頭で紹介した骨正常変異のいくつかの機序のうち，広義には「②**靱帯や腱の付着部**であることに起因した変化」（ただし herniation pit の場合は靱帯や腱でなく**滑膜**）に属する．**大腿骨頸部の外側前面に硬化縁を伴う類円形の透亮像**として認められる（**図7**）[4, 6, 8]．滑膜の折り返し部分の機械的刺激による骨表面の erosion といわれている．erosion であるため，**造影増強効果を有することもある**が，基本的には病的意義に乏しく正常変異に属するが，一方で大腿骨寛骨臼インピンジメントとの関与も示唆されている[4]．成人の**どの年齢でも認められうる**．

■fabella

fabella（腓腹筋頭種子骨）は，**種子骨**（sesamoid bone）の1つである．種子骨は一見すると accessory bone（過剰骨，副骨）と似ているが，存在する機序が異なる．accessory bone は前述のごとく骨の発生過程において二次骨化中心が癒合しないで残った余分な骨であるが，**種子骨は腱などが摩擦を受けやすい部位に生じ，その摩擦や衝撃を吸収する役割を担っている．**人体で最大の種子骨は**膝蓋骨**である．

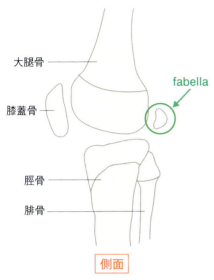
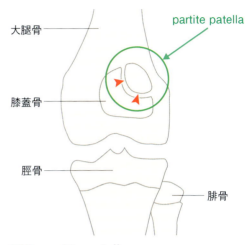

図8 fabella
腓腹筋外側頭に存在する種子骨で，大腿骨外側顆の後方に存在する余分な骨として認められる．どの年齢にも認められうる．

図9 partite patella
膝蓋骨の（上）外側に認められ，骨折と異なり辺縁が丸みを帯びている（▶）．どの年齢にも認められうる．

　fabellaは**腓腹筋外側頭**に存在する種子骨であり[8, 13]，膝の単純X線写真にて**大腿骨外側顆の後方**に認められる（図8）．常に存在する骨ではないため，偶然に見つけたときに**関節鼠**あるいは（大腿骨と近接していた場合は）**骨折による剥離骨片**などと誤認しないように注意が必要だ．

■partite patella

　partite patella（**分裂膝蓋骨**）は，冒頭で紹介した骨正常変異のいくつかの機序のうち「**①骨化中心や軟骨結合に関連したもの**」と「**②靭帯や腱の付着部**であることに起因した変化」が組合わさって生じる[4, 8]．

　膝蓋骨が1つの骨化中心から発生するのは全体の約3/4で，残り**1/4は複数の骨化中心から発生**するとされている[4]．その「複数の骨化中心」が**外側広筋の牽引力**などにより癒合しないで残ったものがpartite patellaである[1]．「**bipartite patella（二分膝蓋骨）**」という言葉が有名であるが，必ずしも2つとは限らず3つに分裂するものも存在するため（**tripartite patella**），総称してpartite patellaとよぶ．

そのほとんどは（上）外側に分節骨片が存在する形態を呈する（図9）．古典的に用いられていたSaupe分類のうち5％を占めるとされていたⅠ型（下方に分節骨片が存在）は，膝蓋靱帯による剥離骨折を見ていたとする説が現在は有力である[4]．

膝蓋骨の骨折との鑑別が問題となるが，①分節骨片の部位が（上）外側であること，②骨折と異なり辺縁が直線でなく丸みを帯びていることの2点が鑑別ポイントとなる．外側広筋の牽引力などがかかわっていることもあり男性に多い．また両側性のpartite patellaもしばしば存在する[4,8]．どの年齢でも認められうる．

partite patella自体は正常変異であるが，これが存在することでスポーツなどの際に無理な負荷がpartite patellaに生じ，疼痛の原因となり得る．この場合は病的状態であり有痛性分裂膝蓋骨（symptomatic or painful partite patella）とよばれる[4,8]．正常変異であるpartite patellaと異なりMRIで異常信号を呈し，治療（partite patellaの切除など）の対象となる．

まとめ

- irregular tibial tuberosityは13〜17歳という年齢と特徴的な部位で診断し，Osgood-Schlatter病の可能性にも注意する．
- distal femoral cortical irregularityは10〜15歳という年齢と，大腿骨の内側顆直上という部位で疑い，MRIの異常信号やFDG-PETの異常集積もきたしうることに留意する．
- knee epiphyseal irregularityは10歳前後に大腿骨内側顆の関節面に生じる不整像で，離断性骨軟骨炎との鑑別に注意．
- focal periphyseal edemaは15歳前後に大腿骨遠位の骨端線近傍に生じるMRIの異常信号域．
- herniation pitは成人のどの年齢にも認められうる大腿骨頸部外側の類円形透亮像．
- fabellaはどの年齢にも認められうる大腿骨外側顆の後方に存在する種子骨．関節鼠や骨折による剥離骨片と誤認しないように注意．
- partite patellaはどの年齢にも認められ，膝蓋骨の（上）外側という特徴的な部位と「辺縁の丸み」で骨折と鑑別する．

Part3 骨関節領域

25 骨の正常変異③足関節〜足部

引き続き骨の正常変異について述べる．本項でも個々の正常変異を解説する際に，それがどういう機序で生じているかについて触れるため，正常変異のいくつかの機序について復習する．具体的には**①骨化中心や軟骨結合**に関連したもの，**②靭帯や腱の付着部**であることに起因した変化，**③発生異常**によるもの，**④腫瘍類似病変**だが病的意義がないもの，**⑤正常構造**（だが一見すると異常のようにみえるもの）である[4]．

以下に足関節〜足部の骨正常変異について具体的に述べる．

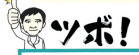

足関節〜足部の骨正常変異

- **irregularity of calcaneal tuberosity**：踵骨隆起に生じ，10歳代に好発
- **calcaneal lucency**：calcaneal neutral triangleの骨梁が非常に薄く嚢胞様に見える正常変異で，どの年齢にも認められる
- **talar beak**：距骨から足背方向に突出するテント状の骨性隆起で，どの年齢にも認められる
- **足関節，足部のaccessory bone**：三角骨，外脛骨（副舟状骨），脛下骨，腓下骨などがある

■ irregularity of calcaneal tuberosity

irregularity of calcaneal tuberosity（踵骨隆起分離）は，冒頭で紹介した骨正常変異のいくつかの機序のうち「①**骨化中心や軟骨結合に関連したもの**」と「②**靭帯や腱の付着部であることに起因した変化**」が組合わさって生じる．踵骨（calcaneus）の後下方に存在する踵骨隆起（calcaneal tuberosity）には足底腱膜（plantar fascia）が付着するが，同部の二次骨化中心が癒合しないで残り，足底腱膜の牽引力も加わって不規則に見える正常変異をirregularity of calcaneal

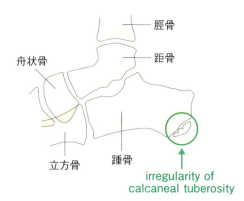

図1　irregularity of calcaneal tuberosity
踵骨の後下方に存在する踵骨隆起の二次骨化中心が癒合しないで不規則に見えている状態で，10歳代に好発する．骨折と間違えないように注意！

tuberosityとよぶ（図1）[14]．10歳代に多く認められるが，骨折と誤認されやすいので注意が必要である．大腿骨のirregular tibial tuberosity（p116）が「かかと（踵）」に生じたようなものである．

■calcaneal lucency

　calcaneal lucency（踵骨透過）は，冒頭で紹介した骨正常変異の機序のうち「⑤正常構造（だが一見すると異常のようにみえるもの）」に属する[14]．
　踵骨にはさまざまな外力に対して抵抗できるように骨梁が形成されている．これらの骨梁は踵骨の体部において疎になっており，その部分が三角形を呈するため，calcaneal neutral triangle（別名：Ravelli's triangle, Ward's triangle）とよばれている（図2）[15]．このcalcaneal neutral triangleにおいて骨梁の疎な程度が非常に強いと嚢胞のように見え，これをcalcaneal lucencyとよぶ（図3）．上腕骨のpseudocyst of the humerus（p131）と並んで，**骨の偽嚢胞**の1つである．どの年齢にも認められる．

■talar beak

　talar beak（距骨突出）は直訳すると「距骨のくちばし」であり，距骨頸部から足背方向へ「くちばし」のように突出するテント状の骨性隆起を指す（図4）[14]．一見するとosteochondroma（骨軟骨腫）のようにも見えるが，腫瘍性の変化で

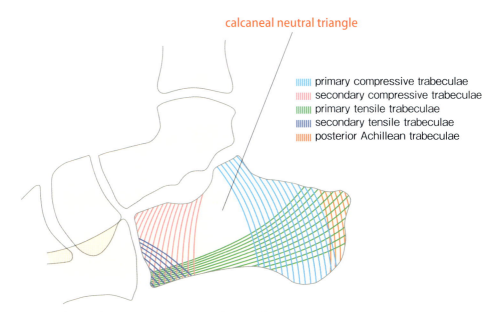

図2　踵骨の骨梁と calcaneal neutral triangle
踵骨はさまざまな外力に対して抵抗できるように骨梁が形成されているが，その骨梁が疎になった三角形の部分を calcaneal neutral triangle とよぶ．

- どの年齢にも認められる
- 踵骨の calcaneal neutral triangle

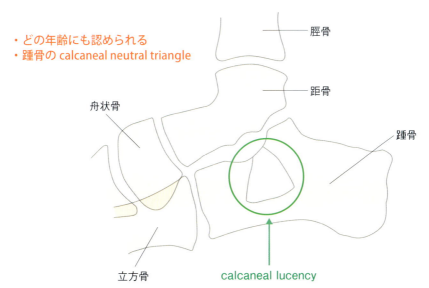

図3　calcaneal lucency
calcaneal neutral triangle の骨梁が非常に疎になっていると，あたかも嚢胞のように見えてしまう．

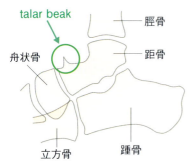

図4　talar beak
距骨頸部から足背方向に突出する「くちばし」状の骨性隆起で，どの年齢にも認められる．

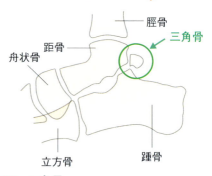

図5　三角骨
距骨の背側に認められる accessory bone．バレエダンスやサッカーなど足関節の底屈を頻繁に行う人に多い．これ自体は正常変異であるが，病的な症状を訴えると三角骨障害となる．

はなく talocalcaneal coalition（距踵骨癒合症）のときに多く認められることから，**異常な外力が加わることにより形成される骨性隆起**とされている．通常の変形性関節症で形成される骨棘とも若干ニュアンスが異なる．類似しているが異なる正常変異として talar ridge（距骨稜）があり，こちらは**足関節の滑膜が距骨に付着する部位に生じる骨性隆起**で，**talar beak よりも足関節寄り**に生じる．いずれも osteochondroma などの腫瘍と誤認しないようする必要がある．**どの年齢にも認められる**．

■ 足関節，足部の accessory bone

　accessory bone（過剰骨，副骨）は，冒頭で紹介した骨正常変異のいくつかの機序のうち「①**骨化中心や軟骨結合に関連したもの**」に属する．os acetabuli（p110）でも述べたように，accessory bone とは骨の発生過程において**二次骨化中心が癒合しないで残ったもの**であり，本来であれば正常解剖の骨としては存在しない，すなわち余分に存在する骨であるため「過剰骨」や「副骨」とよばれる．accessory bone は一般に**どの年齢でも認められうる**．足関節，足部の accessory bone としては，三角骨，外脛骨，脛下骨，腓下骨が知られている．

　三角骨（os trigonum）は距骨の外側結節が癒合しないで分離している状態で[4]，距骨の背側に余分な骨として認められる（**図5**）．バレエダンスやサッカーなどで**足関節の底屈を頻繁に行う人に認められることが多い**[14]．これ自体は正常変異で

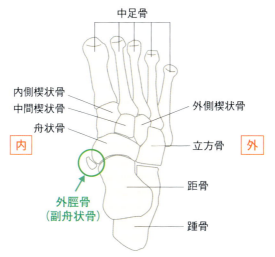

図6 外脛骨（副舟状骨）
舟状骨の内側に認められるaccessory bone．これ自体は正常変異であるが，疼痛などの症状を訴えると外脛骨障害（有痛性外脛骨）となる．

あるが，三角骨が存在することで足関節を底屈した際の疼痛や母趾の屈曲制限を示すようになると病的障害となる（**三角骨障害**）[16, 17]．

　外脛骨（os tibiale externum）は足根骨の1つである舟状骨の内側に認められるaccessory boneである（図6）[14]．**副舟状骨**（accessory tarsal navicular bone）ともよばれる[3]．本来は正常変異であるが，三角骨と同様にaccessory boneは疼痛などの原因になると病的状態となる（**外脛骨障害**あるいは**有痛性外脛骨**）[4, 16, 18]．

　脛下骨（os subtibiale）は脛骨遠位の下端に認められるaccessory boneである（図7）[14, 19]．内顆の下端にも相当するため**内顆下端副骨**ともよばれる．

　腓下骨（os subfibulare）は腓骨遠位の下端に認められるaccessory boneである（図8）[14, 19]．外顆の下端にも相当するため**外顆下端副骨**ともよばれる．

　accessory boneと似たものに**sesamoid bone**（**種子骨**）がある．fabella（p120）でも述べたように，accessory boneが二次骨化中心が癒合しないで残った余分な骨であるのに対して，sesamoid boneは腱などが摩擦を受けやすい部位に生じ，

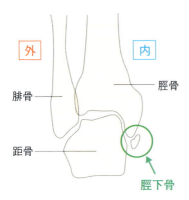
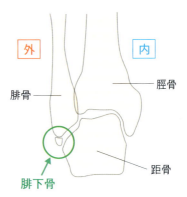

図7 脛下骨
脛骨遠位で内顆の下端に相当する部位に認められるaccessory bone．骨折と誤認しないよう注意．

図8 腓下骨
腓骨遠位で外顆の下端に相当する部位に認められるaccessory bone．こちらも骨折と誤認しないよう注意．

その摩擦や衝撃を吸収する役割を担っている．sesamoid boneは中足骨や趾節骨の周囲に存在するが，accessory boneと同様に疼痛の原因になることがある（p131）．

まとめ

- irregularity of calcaneal tuberosityは10歳代に好発する「かかと（踵）の骨折」に類似した不整像．
- calcaneal lucencyはどの年齢も認められ，踵骨体部にあるcalcaneal neutral triangleの骨梁が非常に疎になって，嚢胞と誤認してしまう正常変異．
- talar beakは，どの年齢にも認められる，距骨から足背方向に突出する「くちばし」状の骨性隆起．
- 足関節，足部のaccessory boneには三角骨，外脛骨（副舟状骨），脛下骨，腓下骨などがあり，いずれも骨折による剥離骨片や関節鼠などと誤認しないよう注意．

Part3 骨関節 領域

Number 26 骨の正常変異 ④上腕骨～手関節，手部

引き続き骨の正常変異について述べる．本項でも個々の正常変異を解説する際に，それがどういう機序で生じているかについて触れるため，正常変異のいくつかの機序について復習する．具体的には①**骨化中心や軟骨結合**に関連したもの，②**靭帯や腱の付着部**であることに起因した変化，③**発生異常**によるもの，④**腫瘍類似病変**だが病的意義がないもの，⑤**正常構造**（だが一見すると異常のようにみえるもの）である[4]．

以下に上腕骨～手関節，手部の骨正常変異について具体的に述べる．

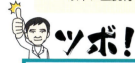

上腕骨～手関節，手部の骨正常変異

- **deltoid tuberosity**：上腕骨 diaphysis（骨幹）の近位 1/3 外側に生じ，どの年齢にも認められる
- **pseudocyst of humerus**：上腕骨頭の大結節近傍において骨梁が非常に疎になり嚢胞様に見える正常変異で，どの年齢にも認められる
- **手関節，手部の accessory bone や sesamoid bone**：多数存在するが，正常変異のみならず病的状態の原因となる

■ deltoid tuberosity

deltoid tuberosity（三角筋粗面）は，冒頭で紹介した骨正常変異のいくつかの機序のうち「②**靭帯や腱の付着部**であることに起因した変化」に属する．

三角筋は前部，中部，後部の3つにわかれる．その起始は前部が鎖骨の外側1/3，中部が肩峰，後部が肩甲棘の下縁であり，停止はいずれも上腕骨の diaphysis 近位1/3の外側に存在する deltoid tuberosity である（図1）．起始が前から後ろまで幅広いのに対して，停止は deltoid tuberosity という1点に集中するため，結果として逆三角形の形状を呈し「三角筋」とよばれる．**肩関節をさまざまの方向に**

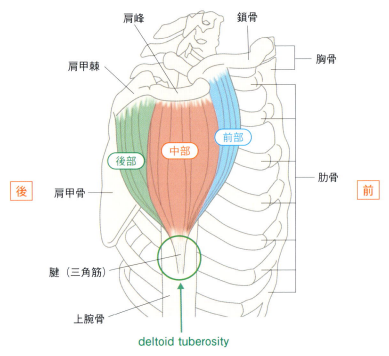

図1 三角筋（右側面を外側から観察）
前部は鎖骨の外側1/3，中部は肩峰，後部は肩甲棘の下縁から起始し，停止はいずれも上腕骨のdeltoid tuberosityである．逆三角形の形状を呈するため「三角筋」とよばれる．

動かすのに最も重要な役割を担う筋肉であるが，その際の**牽引力が停止であるdeltoid tuberosityの1点に集中するため，同部は生理的にストレスが加わった状態**となる．結果としてdeltoid tuberosityの部分のみ**骨皮質が不均一に肥厚**したように見えることがあるが（**図2**），病的意義に乏しいため正常変異に属する[4]．**病的な骨膜反応と間違って腫瘍と誤診される**ため注意が必要だ．

またdeltoid tuberosity付近は「ストレスが加わった状態」であるため，同部は骨代謝が亢進しており**骨シンチでの異常集積，MRIでも淡い異常信号**を呈することがあるが，そのような場合は腫瘍と誤認されやすいため「**pseudotumor deltoideus**」とよばれる[4]．deltoid tuberosityの不均一な骨皮質肥厚は**どの年齢にも認められる**．

ちなみに「deltoid tuberosity」という用語は本来は既存の解剖学名であるが，正常変異のときもirregular deltoid tuberosityなどとよばずに単にdeltoid tuber-

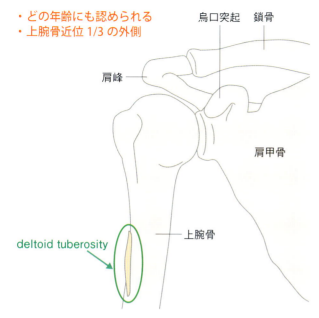

- どの年齢にも認められる
- 上腕骨近位1/3の外側

図2 deltoid tuberosity（正面像）

上腕骨のdiaphysis近位1/3の外側は三角筋が付着し、同部は生理的にストレスが加わっているため、この部位（deltoid tuberosity）の皮質が不均一に肥厚して見えることがある。病的な骨膜反応と誤認されやすいので注意が必要！

osityと呼称するのが一般的である[4]．

■ pseudocyst of humerus

pseudocyst of humerus（上腕骨偽嚢胞）は、冒頭で紹介した骨正常変異の機序のうち「⑤正常構造（だが一見すると異常のようにみえるもの）」に属する[6]．

上腕骨頭の大結節近傍は生理的に骨梁が疎になりやすく、その程度が強い場合はあたかも嚢胞のように見えるため、「pseudocyst（偽嚢胞）」とよばれる（図3）[6, 19, 20]．足根骨のcalcaneal lucency（p124）と並んで、**骨の偽嚢胞**の1つである．

単純X線写真のみで嚢胞などの溶骨性病変と鑑別が難しい場合は、**MRIを撮像**すれば（同部は既存の正常骨髄の信号パターンを呈しているため）**病的状態との鑑別が可能である**[6]．どの年齢にも認められる．

■ 手関節，手部のaccessory boneやsesamoid bone

これまでも何度か述べてきたようにaccessory boneは二次骨化中心が癒合しないで残った**余分な骨**である（冒頭で紹介した骨正常変異のいくつかの機序のうち「①骨化中心や軟骨結合に関連したもの」に属する）のに対して、sesamoid boneは腱などが摩擦を受けやすい部位に生じ、その摩擦や衝撃を吸収する役割を担っている．

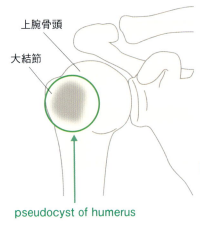

図3 pseudocyst of humerus
上腕骨頭の外側寄りで大結節の近傍では，骨梁が非常に疎になって嚢胞のように見えてしまうことがある．

手根骨周囲には多数のaccessory boneが存在する（図4 ●）[21, 22]．accessory boneが手根骨周囲に存在するのに対して，sesamoid boneは主に中手骨や指節骨の周囲に存在する（図4 ●）[21]．これら自体は正常変異であり，骨折による剥離骨片あるいは関節鼠などと誤認しないよう注意が必要だが，一方でsesamoid boneやaccessory boneは**慢性衝突（インピンジメント）**や**隣接した腱の炎症**の原因になったり[21, 22]，sesamoid bone自体が骨折を起こしたりする．そのような場合は**疼痛や運動制限をきたすため，治療の対象**となる．

まとめ

- deltoid tuberosityはどの年齢も認められ，上腕骨のdiaphysis近位1/3外側の皮質が不均一に肥厚して見える正常変異．骨シンチの異常集積やMRIの異常信号も認められることがあり注意が必要！
- pseudocyst of humerusはどの年齢も認められ，上腕骨頭外側（大結節近傍）の骨梁が非常に疎になって，嚢胞と誤認してしまう正常変異．
- accessory boneは手根骨周囲に，sesamoid boneは中手骨や指節骨の周囲に存在する．骨折などと誤認しないよう注意だが，一方で足関節や足部のaccessory bone，sesamoid boneと同様に，疼痛や運動制限の原因にもなる．

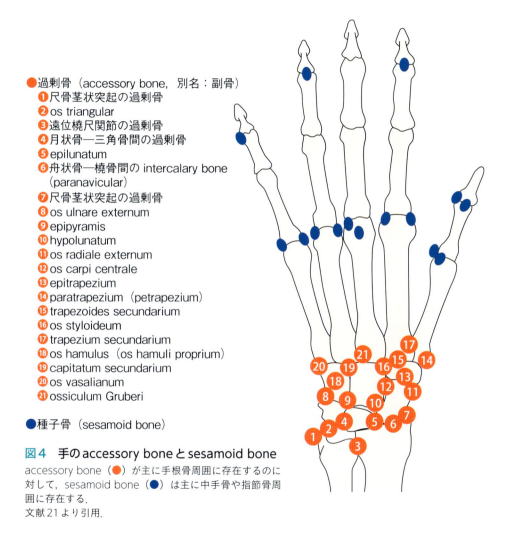

●過剰骨（accessory bone，別名：副骨）
1. 尺骨茎状突起の過剰骨
2. os triangular
3. 遠位橈尺関節の過剰骨
4. 月状骨—三角骨間の過剰骨
5. epilunatum
6. 舟状骨—橈骨間の intercalary bone（paranavicular）
7. 尺骨茎状突起の過剰骨
8. os ulnare externum
9. epipyramis
10. hypolunatum
11. os radiale externum
12. os carpi centrale
13. epitrapezium
14. paratrapezium（petrapezium）
15. trapezoides secundarium
16. os styloideum
17. trapezium secundarium
18. os hamulus（os hamuli proprium）
19. capitatum secundarium
20. os vasalianum
21. ossiculum Gruberi

●種子骨（sesamoid bone）

図4 手の accessory bone と sesamoid bone
accessory bone（●）が主に手根骨周囲に存在するのに対して，sesamoid bone（●）は主に中手骨や指節骨周囲に存在する．
文献21より引用．

Part3 骨関節領域

Number 27 骨の正常変異 ⑤胸郭・鎖骨・肩甲骨

引き続き骨の正常変異について述べる．本項でも個々の正常変異を解説する際に，それがどういう機序で生じているかについて触れるため，正常変異のいくつかの機序について復習する．具体的には**①骨化中心や軟骨結合**に関連したもの，**②靭帯や腱の付着部**であることに起因した変化，**③発生異常**によるもの，**④腫瘍類似病変**だが病的意義がないもの，**⑤正常構造**（だが一見すると異常のようにみえるもの）である[4]．

以下に胸郭・肩甲骨・鎖骨の骨正常変異について具体的に述べる．

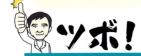

胸郭・鎖骨・肩甲骨の骨正常変異

- **rhomboid fossa**：鎖骨内側寄りの下縁に生じ，どの年齢にも認められる
- **肋骨のfusion, bridging, articulation**：隣接した肋骨どうしが融合している（しかかっている）正常変異で，どの年齢にも認められる
- **bifid rib**：肋骨の先端部がフォーク状に二分しているものを指し，どの年齢にも認められる
- **intrathoracic rib**：余剰な肋骨が胸腔内に向かって突出しているのものを指し，どの年齢にも認められる
- **cervical rib**：第7頸椎に連結する余分な肋骨が存在する状態で，どの年齢にも認められる
- **os acromiale**：肩峰のaccessory boneで，どの年齢にも認められる
- **episternal ossicle**：胸骨柄の上背側に存在するaccessory boneで，どの年齢にも認められる
- その他の胸骨の正常変異として episternal notch, sternal foramen, bifid xiphoid process などがある

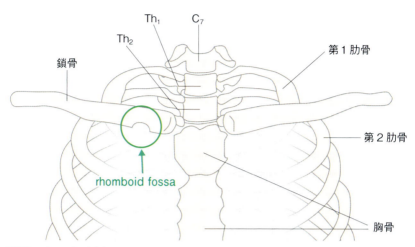

図1　rhomboid fossa
鎖骨の内側寄り（典型的には胸鎖関節から2〜3cm外側）の下縁に認められる欠損像で，骨硬化縁を伴うことが多い．男性，また利き腕の側に多い．第1肋骨の上縁に認められることもある．

■rhomboid fossa

rhomboid fossa（菱形窩）は，冒頭で紹介した骨正常変異のいくつかの機序のうち「②靭帯や腱の付着部であることに起因した変化」に属する．

肋鎖靭帯（菱形靭帯）**は鎖骨と第1肋骨とを結ぶ靭帯**であるが，その靭帯の牽引力が原因で，靭帯付着部である**鎖骨内側の下端に骨硬化縁を伴う欠損像**として認められる正常変異である（**図1**）[4, 23]．典型的には**胸鎖関節から2〜3cm外側**の位置に認められる[23]．肋鎖靭帯の肋骨側，すなわち**第1肋骨の上縁**にも同様の所見が認められることがある[4]．**男性**[4]，また**利き腕の側**に多いため，実際には「男性の右鎖骨」に認められることが多い．

鎖骨や第1肋骨の**骨破壊像や肺野の空洞病変と誤認**するため，注意が必要である．**どの年齢にも認められる**．

■肋骨のfusion, bridging, articulation

肋骨のfusion, bridging, articulationは，冒頭で紹介した骨正常変異の機序のうち「③**発生異常**によるもの」に属する．

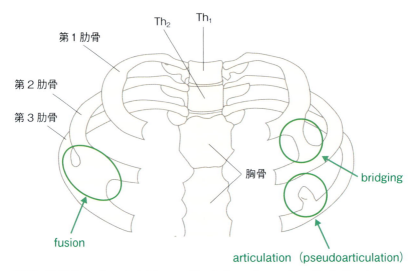

図2　肋骨のfusion, bridging, articulation（pseudoarticulation）
隣接した肋骨どうしが**ある程度の長い距離**で連結（融合）している状態がfusion，骨性突起により**限局性**に連結している状態がbridging，骨性突起があり**融合しかかっている**（がそれに至っていない）状態がarticulation（pseudoarticulation）である．

　隣接した肋骨どうしが互いに融合，あるいは融合しかかっている状態をその程度により肋骨のfusion（融合），bridging（架橋形成），articulation（関節形成）とそれぞれよぶ（図2）[24]．

　肋骨のfusion（融合）とは隣接した肋骨どうしが**ある程度の長い距離**で連結（融合）している状態を指し，bridging（架橋形成）とは骨性突起により**限局性に連結**している状態を指す．さらに骨性突起があり**融合しかかっている（連結しかかっている）が連結するに至っていない**状態をarticulation（関節形成）とよぶ（図2）[24]．「関節」とは「骨と別の骨が接して連続している状態」を指すが，「ある肋骨と，隣接した別の肋骨とが接して連続している」という意味で「関節形成」と呼称すると考えられる．また別名としてpseudoarticulation（偽関節形成）とよばれることもあるが[1]，「滑膜などを有する真の関節ではない」という観点から偽関節と呼称されていると推察される．

　肋骨のfusion, bridging, articulation（pseudoarticulation）は，いずれも胸部

単純X線写真で**肺野の結節影や肋骨の腫瘍と誤認**されることがあり，注意を要する．**どの年齢にも認められる**．

■ bifid rib

bifid rib（二分肋骨，フォーク状肋骨）は，冒頭で紹介した骨正常変異の機序のうち「③発生異常によるもの」に属する．肋骨の腹側**先端部がフォーク状に二分**しているものを指し（図3）[24]，fibrous dysplasia などの**肋骨や前胸壁の腫瘍と誤認**しないように，注意する必要がある．**どの年齢にも認められる**．

第4，5肋骨に最も多いとされ，基底細胞母斑症候群との関連も報告されている[24]．

■ intrathoracic rib

intrathoracic rib（胸郭内肋骨）は，冒頭で紹介した骨正常変異の機序のうち「③発生異常によるもの」に属する．

intrathoracic rib はその形態から type Ⅰ～Ⅲに分類されるが[24]，bifid rib のフォーク状に二分する箇所が先端部分ではなくもっと手前で生じ，その片方が胸腔内に向いているものを指すと解釈すればよい（図4）．

多くは無症状で病的意義はないが，稀に胸腔内に向く異常肋骨と横隔膜との間に線維性バンドを介した癒着が生じ，呼吸機能障害が生じるとされている[24]．bifid rib と同様に，**腫瘍と誤認**しないように注意する必要がある．**どの年齢にも認められる**．

■ cervical rib

cervical rib（頸肋）は，冒頭で紹介した骨正常変異の機序のうち「③**発生異常によるもの**」に属する．

第7頸椎の横突起に**肋椎関節（costovertebral joint）を形成する形**で余分な肋骨が存在する状態，すなわち「**頸椎なのに肋骨をもっている状態**」がcervical rib である（図5）[24]．両側性に生じることもあり，通常は無症状であるがその形状によって胸郭出口症候群の原因になったり，鎖骨上窩に腫瘍のように触知されたりすることがある[24]．

cervical rib と鑑別が必要なものとして，第7頸椎横突起の過形成と，第1肋骨の低形成があげられる[24]．**第7頸椎横突起の過形成**は単に横突起が長いのみであり，肋椎関節が存在しない．**第1肋骨の低形成**では第7頸椎ではなく，第1胸椎に肋骨が連結している．「**上部頸椎や下部胸椎まで眺めることなく，どうやって第7頸椎か第1胸椎かを判断するか？**」であるが，これは「横突起が上向きか下向

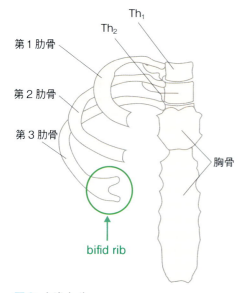
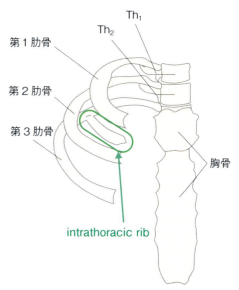

図3　bifid rib
第3肋骨のbifid ribの例．肋骨の腹側先端部がフォーク状に二分している．

図4　intrathoracic rib
第3肋骨のintrathoracic ribの例．正常に走行する第3肋骨とは別に，余剰な肋骨が第3肋骨から胸腔内に向かって突出している．

きか」で判断する．すなわち**頸椎では横突起が下向きであるが，胸椎では横突起が上向き**になっている（覚え方として，頸椎は下向きで胸椎は上向きなので「頸椎と胸椎は上下で手をつなぐ」と記憶するとよい）．すなわち**横突起が下向きなら第7頸椎なのでcervical rib，横突起が上向きなら第1胸椎なので第1肋骨の低形成**ということになる（図5）．

■ os acromiale

　　os acromiale（肩峰骨）はaccessory bone（過剰骨，副骨）の1つであり[25]，冒頭で紹介した骨正常変異のいくつかの機序のうち「①**骨化中心や軟骨結合**に関連したもの」に属する．accessory boneとは骨の発生過程において**二次骨化中心が癒合しないで残ったもの**であり，os acrominaleは肩甲骨の肩峰に存在するaccessory boneである（図6）．「骨折により剥離した骨片」と誤認しないように**注意**が必要だ．

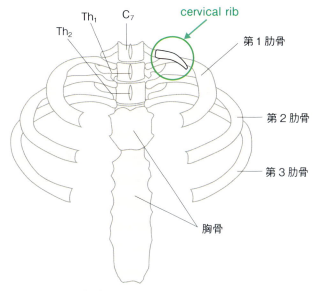

図5 cervical rib
第7頸椎の横突起と肋椎関節を形成する余分な肋骨が左側に認められる．第7頸椎の横突起がやや下向きであるのに対して，胸椎では横突起が上向きであることに注意（頸椎と胸椎は上下で手をつなぐ）．

■ episternal ossicle

　episternal ossicle（胸上骨）も accessory bone（過剰骨，副骨）の1つであり[25]，冒頭で紹介した骨正常変異のいくつかの機序のうち「①**骨化中心や軟骨結合に関連したもの**」に属する．

　episternal ossicle は胸骨柄の上背側に存在する accessory bone で左右に1対認められるが（図7），片側のみ，あるいは左右が融合していることもある．**骨折や腫瘍と誤認しないように注意する必要がある．**

■ episternal notch, sternal foramen, bifid xiphoid process（図7）

　その他の胸骨の正常変異を以下にまとめる．なお，すべてどの年齢にも認められる．

- episternal notch（胸骨上切痕）は胸骨柄の鎖骨との接合部（鎖骨切痕）の下端が外側に突出する正常変異である

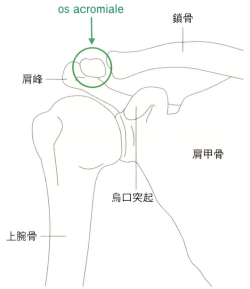

図6　os acromiale
肩峰の先端に骨折の剥離骨片に類似した構造が認められるが，accessory boneであるos acromialeである．

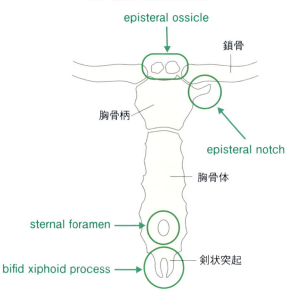

図7　episternal ossicle, episternal notch, sternal foramen, bifid xiphoid process
episternal ossicleは胸骨柄の上背側に存在するaccessory boneで左右に1対認められる．それ以外にも胸骨の正常変異としてepisternal notch, sternal foramen, bifid xiphoid processなどがある．

- sternal foramen（胸骨裂孔）は発生学的に左右の原基が一部で融合しないで形成された裂孔で，左右の原基が広範囲に融合しないと bifid sternum（二分胸骨）となる
- bifid xiphoid process（二分剣状突起）は，胸骨体の下端に存在する剣状突起が先端で二分している正常変異である

まとめ

- rhomboid fossa はどの年齢も認められ，鎖骨内側寄りの下縁あるいは第1肋骨の上縁が欠損像になる正常変異．骨破壊像や肺野の空洞病変と誤認されることがあり注意が必要！
- 肋骨の fusion, bridging, articulation（pseudoarticulation）はどの年齢も認められ，肺野の結節影と誤認しないように要注意！
- bifid rib は肋骨の先端部がフォーク状に二分しているものを指し，fibrous dysplasia などの腫瘤性病変と誤認しないように注意する．
- intrathoracic rib は肋骨が先端部以外で二分し，余剰な肋骨が胸腔内に向かって突出しているのものを指す．腫瘤と誤認しないよう注意．
- cervical rib は第7頸椎レベルに存在する余剰肋骨で，稀に胸郭出口症候群の原因になったり鎖骨上窩に腫瘤状に触知されたりする．
- os acromiale は肩峰の accessory bone であり，骨折と誤認しない！
- episternal ossicle は胸骨柄の上背側に存在する accessory bone．
- episternal notch, sternal foramen, bifid xiphoid process も異常所見と誤認しないよう注意！

Part3 骨関節領域

Number 28

骨の正常変異⑥脊椎

骨正常変異の最終項目である脊椎に関して述べる．これまで述べたいくつかの正常変異の機序のうち，脊椎では「**発生異常によるもの**」がほとんどを占める．

ツボ！

脊椎の骨正常変異

- **posterior neural arch defect**：生じる部位によりさまざまなタイプがあり，どの年齢にも認められる
- **butterfly vertebra，hemivertebra**：椎体の左右の軟骨化中心の発生異常により生じ，どの年齢にも認められる
- **limbus vertebra**：腰椎々体の前上縁に好発する輪状骨端の解離で，どの年齢にも認められる
- **block vertebra**：頸椎や腰椎に好発する先天的な椎体どうしの癒合で，どの年齢にも認められる

■ 脊椎の発生と posterior neural arch defect

脊椎の椎体および後方要素は，発生学的には図1の左に示すように左右に対をなす**軟骨化中心，一次および二次骨化中心**からなり[25, 26]，これらの癒合不全や形成不全により図1の右に示すように neurocentral synchondrosis, retrosomatic cleft, spondylolysis, retroisthmic cleft, paraspinous cleft, spina bifida occulta といった posterior neural arch defect が生じる[25, 26]．

■ butterfly vertebra，hemivertebra

図1の左に示した脊椎の発生のうち，椎体の左右の軟骨化中心の癒合不全により椎体が冠状断像（単純X線写真では正面像）にて蝶々の形になったものが **butterfly vertebra（蝶形椎）**である（図2）[25, 27]．腰椎に好発し，通常は無症状で偶発的に見つかるが，分離した矢状裂に椎間板ヘルニアをきたすこともある[27]．

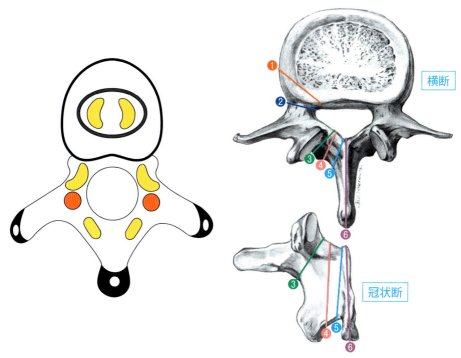

図1 脊椎の発生（左）と種々のposterior neural arch defect（右）
脊椎の椎体および後方要素は，発生学的には左に示すように左右に対をなす**軟骨化中心**（■），**一次骨化中心**（■）および**二次骨化中心**（■）からなる．これらの癒合不全や形成不全により右に示すようにposterior neural arch defectとして❶neurocentral synchondrosis, ❷retrosomatic cleft, ❸spondylolysis, ❹retroisthmic cleft, ❺paraspinous cleft, そして❻spina bifida occultaが生じる．
文献25, 26より引用．

椎体の左右の軟骨化中心が（癒合不全でなく）片側しか発生しないと，hemivertebra（半椎）となる[25]．hemivertebraの場合はscoliosis（側彎症）が必発である（図2）．

■ limbus vertebra

limbus vertebra（隅角解離）は椎体の辺縁（隅角）の**輪状骨端が部分的に解離**した状態である（図3）[25, 27]．**腰椎（特に中位腰椎レベル）に好発**し，多くは**椎体の前上縁**に生じるが，椎体の後上縁や稀に後縁に認められることもある．解離部分に椎間板がヘルニアを起こした例も報告されている[28]．原因としては骨化中心の癒合不全などが推測されている．

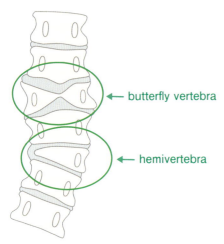
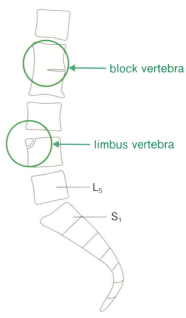

図2　butterfly vertebra と hemivertebra
butterfly vertebraでは単純X線写真の正面像で椎体が「蝶々の形」になる．hemivertebraではpedicleが片側しか存在せず，scoliosisが必発である．

図3　limbus vertebra，block vertebra
limbus vertebraは中位腰椎レベルに好発し，多くは椎体の前上縁に認められる三角形の骨構造．block vertebraは先天的に椎体どうしが癒合している状態．

■ block vertebra（別名：fused vertebra）

　　　block vertebra（塊状椎）は別名fused vertebra（癒合椎）ともよぶが，**先天的な要因で椎体どうしが2椎体以上にわたって癒合**している状態を指す（図3）[25, 27]．頸椎や腰椎に好発する．**本来の椎体の高さが保たれたまま癒合する**点が，結核などによる二次的な癒合との鑑別になるとされている[27]．融合していることで無理な外力負荷が生じるため，変形性脊椎症を生じやすい．

まとめ

- 脊椎の椎体および後方要素の発生（軟骨化中心，一次骨化中心，二次骨化中心）に関連して，種々のposterior neural arch defectが生じる．
- 椎体の左右の軟骨化中心の発生異常により，butterfly vertebraやhemi-vertebraが生じる．
- 中位腰椎レベルの椎体前上縁に三角形の骨構造を（偶発的に）認めたら，まずはlimbus vertebraを考える．
- 高さが保たれたまま椎体どうしが癒合している場合，先天的なblock vertebraを考慮する．

付録　本書で解説する骨の正常変異

発生部位	名称	機序による分類
骨盤骨	ischiopubic synchondrosis（坐骨恥骨結合）	骨化中心や軟骨結合に関連したもの
	os acetabuli（臼蓋骨）	骨化中心や軟骨結合に関連したもの
	preauricular sulcus（耳状面前溝, 別名 paraglenoid sulcus）	靭帯や腱の付着部であることに起因した変化
	double contour of superior pubic rami（恥骨上枝の二重輪郭）	正常構造
大腿〜下腿	irregular tibial tuberosity（脛骨粗面不整）	靭帯や腱の付着部であることに起因した変化
	distal femoral cortical irregularity（大腿骨遠位皮質不整, 別名 corical desmoid あるいは avulsive cortical irregularity）	靭帯や腱の付着部であることに起因した変化
	knee epiphyseal irregularity（膝関節骨端不整, 別名 femoral cortical irregularity）	骨化中心や軟骨結合に関連したもの
	focal periphyseal edema（傍骨端線部限局性骨髄浮腫, FOPE）	骨化中心や軟骨結合に関連したもの
	herniation pit（大腿骨頸部ヘルニア窩）	靭帯や腱の付着部であることに起因した変化
	fabella（腓腹筋頭種子骨）	骨化中心や軟骨結合に関連したもの
	partite patella（分裂膝蓋骨）	骨化中心や軟骨結合に関連したもの, 靭帯や腱の付着部であることに起因した変化
足関節〜足部	irregularity of calcaneal tuberosity（踵骨隆起分離）	骨化中心や軟骨結合に関連したもの, 靭帯や腱の付着部であることに起因した変化
	calcaneal lucency（踵骨透過）	正常構造
	talar beak（距骨突出）	−
	（足関節, 足部の）accessory bone（過剰骨, 副骨）	骨化中心や軟骨結合に関連したもの

発生部位	名称	機序による分類
上腕骨〜手関節，手部	deltoid tuberosity（三角筋粗面）	靱帯や腱の付着部であることに起因した変化
	pseudocyst of humerus（上腕骨偽嚢胞）	正常構造
	（手関節，手部の）accessory bone や sesamoid bone	骨化中心や軟骨結合に関連したもの
胸郭・鎖骨・肩甲骨	rhomboid fossa（菱形窩）	靱帯や腱の付着部であることに起因した変化
	肋骨の fusion, bridging, articulation	発生異常
	bifid rib（二分肋骨，フォーク状肋骨）	発生異常
	intrathoracic rib（胸郭内肋骨）	発生異常
	cervical rib（頸肋）	発生異常
	os acromiale（肩峰骨）	骨化中心や軟骨結合に関連したもの
	episternal ossicle（胸上骨）	骨化中心や軟骨結合に関連したもの
	episternal notch（胸骨上切痕）	発生異常
	sternal foramen（胸骨裂孔）	発生異常
	bifid sternum（二分胸骨）	発生異常
	bifid xiphoid process（二分剣状突起）	発生異常
脊椎	posterior neural arch defect	発生異常
	butterfly vertebra（蝶形椎）	発生異常
	hemivertebra（半椎）	発生異常
	limbus vertebra（隅角解離）	発生異常
	block vertebra（塊状椎）または fused vertebra（癒合椎）	発生異常

文献一覧

Part 1

1) 「画像診断に絶対強くなるワンポイントレッスン」（扇　和之/編），羊土社，2012
2) Yousry TA, et al：Localization of the motor hand area to a knob on the precentral gyrus. A new landmark. Brain, 120（Pt 1）：141-157, 1997
3) 「イラスト解剖学　第3版」（松村讓児/著），中外医学社，2002
4) Yuzawa H, et al：Pseudo-subarachnoid hemorrhage found in patients with postresuscitation encephalopathy: characteristics of CT findings and clinical importance. AJNR Am J Neuroradiol, 29：1544-1549, 2008
5) Given CA 2nd, et al：Pseudo-subarachnoid hemorrhage: a potential imaging pitfall associated with diffuse cerebral edema. AJNR Am J Neuroradiol, 24：254-256, 2003
6) 大野晋吾，他：くも膜下出血と鑑別を要した若成人両側性慢性硬膜下血腫の1例．脳神経，56：701-704，2004
7) Barton BR, et al：Pseudo-subarachnoid hemorrhage in cerebellar infarction. Neurocrit Care, 7：172-174, 2007
8) Thomas GL & Stachowski ER：Pseudosubarachnoid haemorrhage on CT brain scan: an unusual presentation of diffuse hypoxic brain injury. Intensive Care Med, 33：2038-2040, 2007
9) Kumar S, et al：Atraumatic convexal subarachnoid hemorrhage: clinical presentation, imaging patterns, and etiologies. Neurology, 74：893-899, 2010
10) Cuvinciuc V, et al：Isolated acute nontraumatic cortical subarachnoid hemorrhage. AJNR Am J Neuroradiol, 31：1355-1362, 2010
11) Marder CP, et al：Subarachnoid hemorrhage: beyond aneurysms. AJR Am J Roentgenol, 202：25-37, 2014
12) 山口純矢，他：皮質性くも膜下出血で発症した妊娠関連脳卒中の検討．脳卒中（早期公開2017年6月13日），2017
13) Calabrese LH, et al：Narrative review: reversible cerebral vasoconstriction syndromes. Ann Intern Med, 146：34-44, 2007
14) 「頭部画像解剖　徹頭徹尾」（蓮尾金博/編），pp46-52，メジカルビュー社，2013
15) 小川敏英，他：エキスパートが伝授する！読影に役立つ中枢神経解剖—大脳辺縁系．29：444-455，2009

Part2

1) 「画像診断に絶対強くなるワンポイントレッスン」（扇　和之／編），羊土社，2012
2) 「画像診断に絶対強くなるワンポイントレッスン2」（扇　和之＆堀田和之／編），羊土社，2016
3) 「MRIに絶対強くなる撮像法の基本のキホンQ＆A」（山田哲久／監，扇 和之／編），羊土社，2014
4) Inaoka T, et al：Thymic hyperplasia and thymus gland tumors: differentiation with chemical shift MR imaging. Radiology, 243：869-876, 2007
5) Ackman JB & Wu CC：MRI of the thymus. AJR Am J Roentgenol, 197：W15-W20, 2011
6) 稲岡　努，他：正常胸腺と胸腺過形成．画像診断，29：1516-1523，2009
7) 後藤真理子：序説 乳腺画像診断 start up．画像診断，33：968-971，2013
8) Mann RM, et al：Breast MRI: guidelines from the European Society of Breast Imaging. Eur Radiol, 18：1307-1318, 2008
9) 「乳がん発症ハイリスクグループに対する乳房MRIスクリーニングに関するガイドライン ver1.2」（日本乳癌検診学会乳癌MRI検診検討委員会），2013：http://www.jabcs.jp/images/mri_guideline_fix.pdf
10) Ly JQ：The Rigler sign. Radiology, 228：706-707, 2003
11) 一ノ瀬嘉明，他：外傷パンスキャンの読み方．画像診断，33：1517-1526，2013
12) Huber-Wagner S, et al：Effect of whole-body CT during trauma resuscitation on survival: a retrospective, multicentre study. Lancet, 373：1455-1461, 2009
13) 「改訂第4版　外傷初期診療ガイドラインJATEC」（外傷日本外傷学会・日本救急医学会／監，日本外傷学会外傷初期診療ガイドライン改訂第4版編集委員会／編），へるす出版，2012
14) Fuchsjäger MH：The small-bowel feces sign. Radiology, 225：378-379, 2002
15) Lazarus DE, et al：Frequency and relevance of the "small-bowel feces" sign on CT in patients with small-bowel obstruction. AJR Am J Roentgenol, 183：1361-1366, 2004
16) Jacobs SL, et al：Small bowel faeces sign in patients without small bowel obstruction. Clin Radiol, 62：353-357, 2007
17) 山本誠巳，他：柿胃石症の2例とその生化学的知見．日消外会誌，13：1196-1200，1980
18) 道免和文，他：セフトリアキソン投与に伴う偽胆石症の1成人例．肝臓，57：106-112，2016

19) Blake SP, et al：Nonopaque crystal deposition causing ureteric obstruction in patients with HIV undergoing indinavir therapy. AJR Am J Roentgenol, 171：717-720, 1998

20) 大津健聖，他：漢方薬内服により発症した腸間膜静脈硬化症の臨床経過．日消誌，111：61-68，2014

21) 大木宇希，他：漢方薬の長期服用が関与したと考えられる特発性腸間膜静脈硬化症の2例．日臨外会誌，75：1202-1207，2014

22) Williams NM & Watkin DF：Spontaneous pneumoperitoneum and other nonsurgical causes of intraperitoneal free gas. Postgrad Med J, 73：531-537, 1997

23) 「急性腹症のCT」（堀川義文，他／著），p66，へるす出版，1998

24) Pitiakoudis M, et al：Spontaneous idiopathic pneumoperitoneum presenting as an acute abdomen: a case report. J Med Case Rep, 5：86, 2011

25) Karaman A, et al：Does pneumoperitoneum always require laparotomy? Report of six cases and review of the literature. Pediatr Surg Int, 21：819-824, 2005

26) Mularski RA, et al：Nonsurgical causes of pneumoperitoneum. West J Med, 170：41-46, 1999

27) Omori H, et al：Pneumoperitoneum without perforation of the gastrointestinal tract. Dig Surg, 20：334-338, 2003

28) Elsayes KM, et al：MR imaging of the spleen: spectrum of abnormalities. Radiographics, 25：967-982, 2005

29) Rabushka LS, et al：Imaging of the spleen: CT with supplemental MR examination. Radiographics, 14：307-332, 1994

30) 半下石　明，黒川峰夫：画像診断に必要な脾の機能病態学．画像診断，26：823-828，2006

31) 「肝胆膵の画像診断 –CT・MRIを中心に–」（山下康行／編著），pp474-475，学研メディカル秀潤社，2010

32) Lanir A, et al：Gaucher disease: assessment with MR imaging. Radiology, 161：239-244, 1986

33) Hill SC, et al：Gaucher disease: sonographic appearance of the spleen. Radiology, 160：631-634, 1986

34) 板井悠二：Peribiliary Cyst．消化器画像，5：35-40，2003

35) Itai Y, et al：Hepatic peribiliary cysts: multiple tiny cysts within the larger portal tract, hepatic hilum, or both. Radiology, 191：107-110, 1994

36) Baron RL, et al：Peribiliary cysts associated with severe liver disease: imaging-pathologic correlation. AJR Am J Roentgenol, 162：631-636, 1994

37) Itai Y, et al：Hepatobiliary cysts in patients with autosomal dominant polycystic kidney disease: prevalence and CT findings. AJR Am J Roentgenol, 164：339-342, 1995
38) Kida T, et al：Cystic dilatation of peribiliary glands in livers with adult polycystic disease and livers with solitary nonparasitic cysts: an autopsy study. Hepatology, 16：334-340, 1992
39) 「婦人科MRIアトラス」（今岡いずみ，田中優美子／編），秀潤社，2004
40) 「正常画像と並べてわかる腹部・骨盤部MRI」（扇 和之，横手宏之／編），羊土社，2007
41) 「産婦人科の画像診断」（田中優美子／著），pp408-409，金原出版，2014
42) 「間葉性異形成胎盤（平成23年度）」（難病情報センター）：http://www.nanbyou.or.jp/entry/2236
43) Woo GW, et al：Placental mesenchymal dysplasia. Am J Obstet Gynecol, 205：e3-e5, 2011
44) 大場　隆：3）胞状奇胎診断のup-to-date．日産婦誌，61：N321-N324，2009

Part 3

1) 「手にとるようにわかる　骨関節単純X線写真はじめの一歩」（佐志隆士／著），pp100-139，ベクトル・コア，2006
2) 野崎太希：骨・軟部腫瘍の画像診断．「小児科臨床ピクシス30　小児画像診断」（五十嵐　隆／総編集，小熊栄二／専門編集），pp205-216，中山書店，2012
3) 「骨軟部画像診断のここが鑑別ポイント　改訂版」（福田国彦／編，土屋一洋／監），pp178-211，羊土社，2012
4) 「骨軟部の連想画像診断」（藤本　肇／編著），pp2-39，メジカルビュー社，2016
5) 熊坂創真：放射線科研修医のための骨関節の偽病変— 4 Pelvic girdle（骨盤帯）．臨床画像，31：1400-1405，2015
6) 常陸　真：骨病変：正常と異常の境．臨床画像，29：1084-1100，2013
7) Keats TE：Some new normal roentgen variants that may simulate disease. Curr Probl Diagn Radiol, 10：1-52, 1981
8) 髙橋亮介：放射線科研修医のための骨関節の偽病変— 5 Lower extremity/Leg（下肢）．臨床画像，31：1526-1531，2015
9) Goodin GS, et al：PET/CT characterization of fibroosseous defects in children: 18F-FDG uptake can mimic metastatic disease. AJR Am J Roentgenol, 187：1124-1128, 2006
10) Yamazaki T, et al：MR findings of avulsive cortical irregularity of the distal femur. Skeletal Radiol, 24：43-46, 1995

11) 藤川　章：傍骨端線部限局性骨髄浮腫（FOPE）．画像診断，34：94-95，2014

12) Zbojniewicz AM & Laor T：Focal Periphyseal Edema (FOPE) zone on MRI of the adolescent knee: a potentially painful manifestation of physiologic physeal fusion? AJR Am J Roentgenol, 197：998-1004, 2011

13) Kawashima T, et al：Anatomical study of the fabella, fabellar complex and its clinical implications. Surg Radiol Anat, 29：611-616, 2007

14) 渡邊義也：放射線科研修医のための骨関節の偽病変―6 Ankle & Foot（足首および足）．臨床画像，31：114-118, 2016

15) Diard F, et al：Pseudo-cysts, lipomas, infarcts and simple cysts of the calcaneus: are there different or related lesions? JBR-BTR, 90：315-324, 2007

16) 「症例でわかる足関節・足部のMRI」（小橋由紋子／著），pp140-156，羊土社，2014

17) Karasick D & Schweitzer ME：The os trigonum syndrome: imaging features. AJR Am J Roentgenol, 166：125-129, 1996

18) Miller TT, et al：The symptomatic accessory tarsal navicular bone: assessment with MR imaging. Radiology, 195：849-853, 1995

19) Keats TE and Anderson MW.「Atlas of normal roentgen variants that may simulate disease 9th edition」（Keats TE & Anderson MW eds），Elsevier Saunders，2012

20) Helms CA：Pseudocysts of the humerus. AJR Am J Roentgenol, 131：287-288, 1978

21) 「骨軟部疾患の画像診断　第2版」（上谷雅孝／編著），学研メディカル秀潤社，p129, 2010

22) 富田優衣：放射線科研修医のための骨関節の偽病変―最終回 Wrist & Hand（手首および手）．臨床画像，32：473-476，2016

23) 小泉彩奈：放射線科研修医のための骨関節の偽病変―3 Thoracic cage（胸郭）．臨床画像，31：1267-1271，2015

24) 藤川　章：知っておくべき偽病変―胸部における正常変異（破格），先天奇形―肋骨と胸壁軟部組織．画像診断，31：374-385，2011

25) 山本麻子，佐志隆士：知っておくべき偽病変―胸部における正常変異（破格），先天奇形―肋骨を除く胸郭（肩甲骨，鎖骨，椎骨，上腕骨）．画像診断，31：386-399，2011

26) Chen JJ, et al：Multiple posterior vertebral fusion abnormalities: a case report and review of the literature. AJR Am J Roentgenol, 186：1256-1259, 2006

27) 飯島百香：放射線科研修医のための骨関節の偽病変―2 Spine（脊椎）．臨床画像，31：1150-1155，2015

28) Ghelman B & Freiberger RH：The limbus vertebra: an anterior disc herniation demonstrated by discography. AJR Am J Roentgenol, 127：854-855, 1976

INDEX

欧文

A・B

accessory bone 110, 126, 138, 139
accessory tarsal navicular bone 127
acetabulum 111
AC-PC line 11, 18
ADPKD 73
AFP 92
anterior commissure-posterior commissure line 11, 18
articulation 136
autosomal dominant polycystic kidney disease 73
background parenchymal enhancement 37
β-hCG 94
bifid rib 137
bifid sternum 141
bifid xiphoid process 141
bipartite patella 121
BI-RADS 41
bleeding space 55
block vertebra 144
BPE 37
breast imaging reporting and data system 41
Brenner腫瘍 95
bridging 136
bridging vascular sign 82, 96
butterfly vertebra 142

C

CA 30
CAA 24
calcaneal lucency 124
calcaneal neutral triangle 124
Cantlie線 76
central vein 43
cerebral amyloid angiopathy 24
cervical rib 137
CG 28
cingulate gyrus 28
CMP表示 38
convexal SAH 24
cornu ammonis 30
cortical SAH 24
cortical subarachnoid hemorrhage 24
Couinaud分類 76, 78
CT angiogram sign 95
cystic-degenerated myoma 81
cystic degeneration 82

D・E

deltoid tuberosity 129
dentate gyrus 30
dermoid cyst 81
DG 30
diaphyseal location 105
diaphysis 104
DIC-CT 74
distal femoral cortical irregularity 117
double contour of superior pubic rami 113
double-wall sign 49
drip infusion cholangiography 74
duplication cyst 88
dysgerminoma 94
endometrial cyst 81
epiphyseal location 105
epiphysis 104
episternal notch 139
episternal ossicle 139
extravasation 55

F・G

fabella 120
FACT 53, 54
FAST 54
femoral cortical irregularity 118
Fi 30
fibrous dysplasia 137
fimbria 30
focal periphyseal edema 118
focused assessment with CT for trauma 53
fornix 28

索引 153

free air ... 51, 55
fused vertebra ... 144
fusion ... 136
Fx ... 28
gastrointestinal stromal tumor ... 96
Gaucher病 ... 70
GIST ... 96
gliomatosis cerebri ... 21
granulosa cell tumor ... 81, 91, 96

H〜K

hCG ... 92, 100
hemivertebra ... 143
herniation pit ... 120
HF ... 30
hippocampal formation ... 30
hippocampus ... 28
Hp ... 28
hyperdense MCA sign ... 11
idiopathic pneumoperitoneum ... 68
IG ... 28
in phase画像 ... 34, 58
indusium griseum ... 28
intrathoracic rib ... 137
inverted omega sign ... 20
irregular tibial tuberosity ... 116
irregularity of calcaneal tuberosity ... 123
ischiopubic synchondrosis ... 108
JATEC ... 54
knee epiphyseal irregularity ... 118

L〜N

limbus vertebra ... 143
long TE ... 61
long TEとしての使用法 ... 58
mammillary body ... 28
MB ... 28
mesenteric phlebosclerosis ... 64
meta ... 81
metaphyseal location ... 105
metaphysis ... 104
mucinous cystic tumor ... 81, 96
multivesicular pattern ... 99
myoma ... 81
neurocentral synchondrosis ... 143
Niemann-Pick病 ... 70
nonsurgical pneumoperitoneum ... 66
normal variant ... 107

O・P

OM line ... 11, 18
opposed phase画像 ... 34, 58
orbitomeatal line ... 11, 18
os acetabuli ... 110
os acromiale ... 138
os subfibulare ... 127
os subtibiale ... 127
os tibiale externum ... 127
os trigonum ... 126
Osgood-Schlatter病 ... 116
out of phase画像 ... 34
paraglenoid sulcus ... 111
parahippocampal gyrus ... 28
paraovarian cyst ... 88
paraspinous cleft ... 143
paraterminal gyrus ... 28
partite patella ... 121
peribiliary cyst ... 72
peribiliary gland ... 72
peritoneal inclusion cyst ... 87
PHG ... 28
placental mesenchymal dysplasia ... 99
plica ... 85, 88
PMD ... 99
posterior neural arch defect ... 143
posterior reversible encephalopathy syndrome ... 24
preauricular sulcus ... 111
PRES ... 24
preventable trauma death ... 57
preventable trauma shock ... 57
primary reading ... 53, 54
pseudoarticulation ... 136
pseudocyst ... 131
pseudocyst of humerus ... 131
pseudolobular pattern ... 94
pseudo-SAH ... 21
pseudotumor deltoideus ... 130
PTG ... 28

R・S

Ravelli's triangle ... 124
RCVS ... 24
rebound thymic hyperplasia ... 35

red marrow reconversion	58, 61
retention cyst	72
retroisthmic cleft	143
retrosomatic cleft	143
reversible cerebral vasoconstriction syndrome	24
rhomboid fossa	135
Rigler's sign	49
S4inf	76
S4sup	76
S8dor	76
S8vent	76
Sb	30
SCC	92
sclerosing stromal tumor	94
scoliosis	143
secondary reading	53, 55
seminoma	94
septic aneurysm	24
septic emboli	24
serous cystic tumor	82
sesamoid bone	120, 127
SIL-2	95
small-bowel feces sign	62
snowstorm appearance	99
spina bifida occulta	143
spondylolysis	143
spontaneous pneumoperitoneum	68
sternal foramen	141
struma ovarii	81
SuA	28
subcallosal area	28
subiculum	30
superior pubic ramus	113
surface epithelial inclusion cyst	87
symptomatic or painful partite patella	122

T〜W

T1強調高信号	89
T2 shading	90
talar beak	124
talar ridge	126
TE	58
tertiary reading	53, 56
thecoma	81, 91, 96
tripartite patella	121
tubal lesion	81
tubo-ovarian abscess	81
vascular territory	10, 13
Ward's triangle	124

和文

あ行

悪性胚細胞腫瘍	92
悪性リンパ腫	95
アミロイドアンギオパチー	24
アミロイドーシス	70
アンドロゲン産生性	96
アンモン角	30
移行上皮腫瘍	95
遺伝性球状赤血球症	70
イレウス	62
インジナビル	64
エコー時間	58
エストロゲン産生性	80, 96
円蓋部くも膜下出血	24
黄体化莢膜細胞腫	96
黄体出血	90

か行

外顆下端副骨	127
外脛骨	127
外脛骨障害	127
外傷初期診療ガイドライン	54
塊状椎	144
外傷パンスキャンCT	53
海馬	28, 30
灰白層	28
海馬采	30
海馬体	30
海馬台	30
海馬傍回	28
柿胃石イレウス	63

架橋形成		136
過形成		34
過剰骨	110, 126, 138, 139	
化膿性髄膜炎		21
顆粒膜細胞腫		81, 91, 96
眼窩耳孔線		11, 18
肝鎌状間膜		76
肝区域		76
管腔閉塞		62
寛骨		111
寛骨臼		111
肝静脈		76
関節形成		136
肝転移		58, 59
漢方薬		64
肝門部		76
間葉系異形成胎盤		99
気管		45
気管支		45
偽関節形成		136
偽胆石症		64
基底細胞母斑症候群		137
機能性嚢胞		87
偽嚢胞		131
臼蓋		111
臼蓋骨		110
胸郭内肋骨		137
凝固障害		24
胸骨上切痕		139
胸骨裂孔		141
胸上骨		139
胸腺		34
胸腺反応性過形成		35
莢膜細胞腫		81, 91, 96
距骨突出		124
距骨稜		126
筋腫		81
隅角解離		143
空間分解能		48
くも膜下出血		24
グリソン鞘		72
脛下骨		127
脛骨粗面不整		116
頸椎		144
頸肋		137
血管炎		21, 24
血管奇形		24
血気胸		55
楔前部		29
腱		107
肩峰骨		138
硬化性間質腫瘍		94
呼吸機能障害		137
骨化中心		107
骨幹		105
骨幹端		105
骨折		55
骨端		104
骨転移		58, 61
骨盤腫瘤		80, 85
骨梁		124
コントラスト分解能		48

さ行

坐骨恥骨結合		108
三角筋		129
三角筋粗面		129
三角骨		126
三角骨障害		127
自己免疫性溶血性貧血		70
視床		29
歯状回		30
耳状面前溝		111
磁性体		61
膝関節骨端不整		118
脂肪		58
脂肪肝		58, 61
脂肪織		48
縦隔血腫		55
終板傍回		28
種子骨		120, 127
腫大		34
出血性変化		90
腫瘍		25
腫瘍類似病変		108
腫瘤		137
漿液性嚢胞腫瘍		82
漿液性嚢胞腺腫		87
消化管重複嚢胞		88
踵骨透過		124
踵骨隆起分離		123
常染色体優性多発性嚢胞腎		73
上前頭溝		19
小腸イレウス		63
小腸内糞便サイン		62
小脳梗塞		21
上皮性卵巣癌		91
漿膜下筋腫		82, 96
小葉		37

上腕骨偽嚢胞	131	
食餌性イレウス	62	
靭帯	107	
心嚢血腫	55	
髄外造血	71	
ステンドグラス腫瘍	80	
成熟嚢胞性奇形腫	92	
精上衣腫	94	
正常構造	108	
正常変異	107	
成人型多嚢胞腎	72	
赤色髄再転換	58	
脊椎	142	
セフトリアキソン	64	
線維血管性隔壁	94	
前交連 – 後交連結合線	11, 18	
全身性感染症	70	
前頭前野	29	
腺葉	37	
臓器損傷	55	
側坐核	29	
側脳室	27	
側彎症	143	

た行

第1肋骨の低形成	137
第7頸椎横突起の過形成	137
胎児共存奇胎	101
帯状回	28
大腿骨遠位皮質不整	117
大腿骨寛骨臼インピンジメント	111, 120
大腿骨頸部ヘルニア窩	120
大動脈損傷	55

大脳辺縁系	27
大網嚢腫	88
ダグラス窩	55
多房性嚢胞性腫瘍	82
胆管	72
胆管周囲腺	72
胆管周囲嚢胞	72
単純CT	49
単純X線写真	48
男性化徴候	80, 96
胆石	49
胆道感染	72
単房性嚢胞性腫瘍	85
恥骨上枝	113
中間肺動脈幹	43, 47
中心溝	18
腸管ガス	48
腸管壁	48, 51
腸間膜静脈硬化症	64
腸間膜嚢胞	88
蝶形椎	142
貯留嚢胞	72
椎間板ヘルニア	142
椎体	142
定型的莢膜細胞腫	96
低酸素脳症	21, 22
低髄液圧症候群	21
鉄沈着	61
転移	81
ドイツ水平線	11
頭蓋内血腫	55
頭頂間溝	19
特発性血小板減少性紫斑病	70

時計盤表示	38

な行

内顆下端副骨	127
内膜症性嚢胞	81, 90
軟骨結合	107
二分胸骨	141
二分剣状突起	141
二分膝蓋骨	121
二分肋骨	137
乳管	37
乳癌	41
乳腺	37
乳腺症	41
乳頭体	28
粘液性腫瘍	81, 96
脳炎	21
脳弓	28
脳梗塞	10
脳脊髄液減少症	21
脳脊髄液漏出症	21
脳動脈	13
濃度分解能	48
嚢胞性腫瘍	89
嚢胞性卵巣腫瘍	87
嚢胞性卵巣腫瘍	90
嚢胞腺癌	91
嚢胞変性筋腫	81
脳葉	10, 14
膿瘍	25
脳梁	27

は行

背景乳腺	37, 41

索引　157

肺挫傷	55
肺静脈	44
肺動脈	44
肺門	42
肺門陰影	42
肺門リンパ節腫大	42
発生異常	108
パペッツ回路	28
バリウム	49
半椎	143
腓下骨	127
脾機能亢進症	70
皮質性くも膜下出血	24
脾腫	70
脾臓	69
左上葉気管支	43
腓腹筋頭種子骨	120
びまん性脳浮腫	21
表層上皮封入嚢胞	87
皮様嚢腫	81, 92
フォーク状肋骨	137
腹腔内 free air	51, 66

副骨	110, 126, 138, 139
副舟状骨	127
腹部Ｘ線写真読影	48
付属器腫瘤	80
部分胞状奇胎	99
分裂膝蓋骨	121
ヘモジデリン	61
ヘモジデローシス	70
変形性脊椎症	144
扁桃体	29
ペンフィールドのホムンクルスの図	19
膀胱直腸窩	55
傍骨端線部限局性骨髄浮腫	118

ま行

慢性肝疾患	72
未分化胚細胞腫	92, 94
明細胞腺癌	91
門脈	76
門脈圧亢進症	70

や行

ヤコブレフ回路	28
融合	136
有痛性外脛骨	127
有痛性分裂膝蓋骨	122
癒合椎	144
腰椎	142, 143, 144

ら行

卵管病変	81
卵管卵巣膿瘍	81
卵管留水症	88
卵巣甲状腺腫	81
卵巣腫瘤	80, 85
梁下野	28
菱形窩	135
両側硬膜下血腫	21
緑色腫	95
リンパ管腫	88
類内膜腺癌	91
肋骨	136

画像診断に絶対強くなるツボをおさえる！
診断力に差がつくとっておきの知識を集めました

2018年4月25日 第1刷発行	著 者　扇 和之・東條 慎次郎
	発行人　一戸 裕子
	発行所　株式会社 羊 土 社
	〒101-0052
	東京都千代田区神田小川町2-5-1
	TEL　　03 (5282) 1211
	FAX　　03 (5282) 1212
	E-mail　eigyo@yodosha.co.jp
	URL　　www.yodosha.co.jp/
© YODOSHA CO., LTD. 2018	
Printed in Japan	装 幀　ペドロ山下
ISBN978-4-7581-1187-4	印刷所　図書印刷株式会社

本書に掲載する著作物の複製権，上映権，譲渡権，公衆送信権（送信可能化権を含む）は（株）羊土社が保有します．
本書を無断で複製する行為（コピー，スキャン，デジタルデータ化など）は，著作権法上での限られた例外（「私的使用のための複製」など）を除き禁じられています．研究活動，診療を含み業務上使用する目的で上記の行為を行うことは大学，病院，企業などにおける内部的な利用であっても，私的使用には該当せず，違法です．また私的使用のためであっても，代行業者等の第三者に依頼して上記の行為を行うことは違法となります．

JCOPY ＜（社）出版者著作権管理機構 委託出版物＞
本書の無断複写は著作権法上での例外を除き禁じられています．複写される場合は，そのつど事前に，（社）出版者著作権管理機構（TEL 03-3513-6969，FAX 03-3513-6979，e-mail：info@jcopy.or.jp）の許諾を得てください．

プライマリケアと救急を中心とした総合誌

レジデントノート

おかげさまで 20th ANNIVERSARY

医療現場での実践に役立つ研修医のための必読誌！

レジデントノートは，
研修医・指導医にもっとも読まれている
研修医のための雑誌です

月刊　毎月1日発行　B5判　定価（本体2,000円＋税）

特徴
① 医師となって最初に必要となる"基本"や"困ること"をとりあげ，ていねいに解説！
② 画像診断，手技，薬の使い方など，すぐに使える内容！日常の疑問を解決できます
③ 先輩の経験や進路選択に役立つ情報も読める！

増刊 レジデントノート

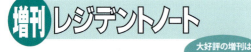

増刊　年6冊発行　B5判

大好評の増刊は
年6冊発行!!

月刊レジデントノートのわかりやすさで，
1つのテーマをより広く，より深く解説！

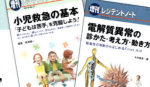

年間定期購読料 （国内送料サービス）		
・通常号（月刊）	：定価（本体24,000円＋税）
・通常号（月刊）＋WEB版（月刊）	：定価（本体27,600円＋税）
・通常号（月刊）＋増刊	：定価（本体52,200円＋税）
・通常号（月刊）＋WEB版（月刊）＋増刊	：定価（本体55,800円＋税）

発行　羊土社 YODOSHA
〒101-0052　東京都千代田区神田小川町2-5-1　TEL 03(5282)1211　FAX 03(5282)1212
E-mail：eigyo@yodosha.co.jp
URL：www.yodosha.co.jp/

ご注文は最寄りの書店，または小社営業部まで